痔病微创治疗

主　编　王业皇　郑雪平
副主编　章　阳　张　兵　彭　澎　童景飞
　　　　　康雨龙　王永强　姚卫健
编　委（按姓氏笔画排序）
　　　　　王业皇　王永强　叶　妮　吴金萍
　　　　　张　兵　郑雪平　赵　平　姚卫健
　　　　　康雨龙　章　阳　彭　澎　蒋　捷
　　　　　童景飞　谭妍妍

东南大学出版社
·南京·

内容提要

随着对痔病病因病理认识的逐渐深入,对痔病治疗方法的不断改进,特别是微创理念的不断加强,痔病的治疗趋于微创化。本书总结了痔病的各种微创治疗方法,如内痔注射术、吻合器痔上黏膜环切吻合术(PPH术)、超声多普勒引导下痔动脉结扎术(DG-HAL术)、围扎悬吊术等,分别介绍其治疗原理、适应证、禁忌证、手术操作方法等,探讨微创外科在痔病治疗上的发展前景。

本书适合广大肛肠疾病专业的临床医务人员学习、使用。

图书在版编目(CIP)数据

痔病微创治疗 / 王业皇,郑雪平主编. —南京:
东南大学出版社,2011.12
 ISBN 978-7-5641-2915-6

Ⅰ. ①痔… Ⅱ. ①王… ②郑… Ⅲ. ①痔-治疗
Ⅳ. ①R657.105

中国版本图书馆 CIP 数据核字(2011)第 153380 号

痔病微创治疗

出版发行	东南大学出版社
社　　址	南京市四牌楼 2 号　邮编:210096
出 版 人	江建中
网　　址	http://www.seupress.com
电子邮件	press@seupress.com
经　　销	江苏省新华书店经销
印　　刷	常州市武进第三印刷有限公司
开　　本	850mm×1168mm　1/32
印　　张	5.25
字　　数	136 千字
版　　次	2011 年 12 月第 1 版
印　　次	2011 年 12 月第 1 次印刷
书　　号	ISBN 978-7-5641-2915-6
定　　价	35.00 元

本社图书若有印装质量问题,请直接与读者服务部联系。电话(传真):025-83792328

目 录

第一章 痔病的概念与治疗进展 ········· 1
一、祖国医学对痔病的认识 ············· 1
二、西医对痔病的认识 ················· 3
三、痔的现代概念——肛垫下移学说 ····· 4
四、痔的外科治疗进展 ················· 6
五、痔病微创医学的发展 ··············· 10
六、痔病治疗存在的问题 ··············· 12

第二章 痔病的流行病学 ················ 14

第三章 微创理念的历史沿革 ············ 16
一、微创与微创外科的概念 ············· 16
二、微创外科的兴起 ··················· 19
三、微创外科的历史沿革 ··············· 19
四、微创外科发展中需要深入思考的问题 · 22
五、微创外科的范围 ··················· 25
六、微创外科的发展前景和展望 ········· 26

第四章 内痔微创治疗 ·················· 30
一、中医学在内痔治疗中的微创体现 ····· 30
二、枯痔钉的演变 ····················· 37
三、内痔注射疗法 ····················· 50
四、内痔微创治疗的探索——悬吊术 ····· 59
五、吻合器痔上黏膜环切钉合术(PPH术) · 61
六、选择性痔上黏膜切除吻合术(TST术) · 72

七、超声多普勒引导下痔动脉结扎术(DG-HAL术) …… 82
　　八、套扎疗法 …… 95

第五章　外痔的微创治疗 …… 108
　　一、外痔的分类 …… 108
　　二、外痔微波治疗 …… 110
　　三、外痔冷冻治疗 …… 112
　　四、外痔的透皮吸收治疗——巴布剂治疗 …… 116

第六章　混合痔的微创治疗——围扎悬吊术 …… 123
　　一、围扎悬吊的理论基础 …… 123
　　二、围扎悬吊的思想来源 …… 124
　　三、围扎悬吊的适应证 …… 125
　　四、围扎悬吊术的具体操作方法 …… 125
　　五、围扎悬吊术的手术关键及注意事项 …… 125
　　六、围扎悬吊术的疗效评价 …… 127
　　七、围扎悬吊术的意义 …… 127
　　八、围扎悬吊术的优点 …… 128

第七章　痔病微创治疗适应证的选择 …… 129
　　一、痔病治疗中存在的问题 …… 129
　　二、痔病综合微创治疗适应证的选择 …… 132

附一、痔临床诊治指南(中国2006版) …… 135

附二、痔病临床治疗指南(法国版) …… 141

附三、DE-01S肛肠内窥镜技术 …… 152

参考文献 …… 155

第一章 痔病的概念与治疗进展

一、祖国医学对痔病的认识

中医痔病学与祖国医学其他学科一样,有着悠久的历史。历代医家经过反复实践,不断改进和提高治疗方案,创造了许多疗效独特的治疗方法。

关于肛肠病学的历史起源,经文献资料分析,首推《山海经》。《山海经·南山经》记载:"浥水出焉,而南流注于海。其中有虎蛟,其状鱼身而蛇尾,其音如鸳鸯,食者不肿,可以已痔。"这里最早提出了痔与瘘的病名和食疗。

秦汉时期已有了关于痔病的病因病机、辨证、治则和方药的记载。如《素问·生气通天论》篇曰:"因而饱食,筋脉横解,肠澼为痔。"《神农本草经》记载有槐实、黄芪和蛇蜕等21味中药可治疗痔。《金匮要略》记述:"下血先便后血,此远血也,黄土汤主之。下血先血后便,此近血也,赤小豆当归散主之。"在解剖生理方面,《素问·五脏别论》中记载:"魄门亦为五藏使,水谷不得久藏。阴味出下窍,阳气出上窍,味有质,故下流于便泻之门,气无形,故上升呼吸之门。"《难经》记载:"肛门重十二两,大八寸,长二尺八寸,受谷九升,三又八分之一合。"在此时期,记载详细者首推《五十二病方》,该书对痔病作了三大分类,记载了"牡痔"、"脉痔"、"血痔"等多种痔病和灸法、涤法(熏洗)、熨法和敷药法等多种治法。可以肯定地说,这些都是世界上最早、最详细的肛门疾病诊疗方法。由此可知,秦汉时期的医学家们不仅创造了有关痔病的理、法、方、药,而且在肛管解剖、生理方面的认识也初具雏形。

晋皇甫谧的《针灸甲乙经》中记载用针刺疗法治疗痔疾,曰:"痔痛,攒竹主之;痔,会阴主之;脱肛下利,气街主之。"《外台秘要》在痔的认识上提出了气痔和酒痔,理论上提出了出血与不出血、疼痛与不疼痛之分,以便辨证施治。

宋金元时期是中国文化极为发达的时期,医学也不例外,古人谓"方书之多莫过于宋",即可说明其发达程度。在此时期各派最负盛名的医学家,在治疗上俱以凉血散瘀、清热解毒治之。《丹溪心法》记载:"痔疮专以凉血为主。痔者,皆因脏腑本虚,外伤风湿,内蕴热毒,醉饱交接,多愁自戕,以致气血下坠,结聚肛门,缩滞不散,而冲突为痔也。"金元时期窦汉卿的《疮疡经验全书》进一步将肛门疾病按部位、症状、形态的不同分为二十五种,为辨证施治提供了依据,肛肠科现行的治疗方法大多起于此时。"枯痔法"始载于元代《外科精义》,挂线疗法据《古今医统》记载是从"复斋治痔法"演变而成。明代对痔疾等肛肠疾病诊治更有突出成就。《外科正宗》记载:"凡疗内痔者,搽枯痔散,早午晚三次,轻者七日,重者十余日,其痔自然枯黑干硬,待痔脱之后,换搽生肌散、生肌收口。"同书也记载治痔的结扎疗法,曰:"治诸痔,凡蒂小而头大者,用此线缠系其根,两头留线,日渐紧之,其痔自然紫黑,冰冷不热,轻者七日,重者十五日,必枯脱,后用月白珍珠散收口,至妙。"至此肛肠科已开始成为独立学科,有了从事本专业的专家。总之,我国明代在肛门疾病的诊断和治疗方法,无论是内治还是外治皆臻于完善。

清代对肛门疾病的诊治,以《医宗金鉴》记载较详,该书还绘有二十四痔图、肛周肿胀图和图解,并编有歌诀,曰:"痔疮形名亦多般,不外风湿燥火源,肛门内外俱可发,溃后成病最难痊。"该书中介绍的内服药物和外用药物也较以前全面。《外科图说》记有"探肛筒"、"过肛针"、"钩针"、"镰形刀"等检查方法和治疗工具的图样,并注明了规格尺寸,以便照图制作。其中,对于怎样使用工具也有详细说明。清代的《古今图书集成》是部百科全书巨著,其中对历代医学成果进行了总结,内外妇儿各科俱全,在诊治肛肠疾病的"后阴门"一章中,介绍治疗肛肠疾病的方药竟达500余种,每一法则的理论阐述、方药的适应证都有具体说明,时至今日仍有临床指导意义。此书还有针灸、导引、医案、治验和外治各法的详细描述。

综上所述,中医治疗肛肠病内容丰富、行之有效,国外学者公认,从古至今,中医对肛肠学科的发展都作出了重要贡献。

二、西医对痔病的认识

国外医学对痔病的概念存在很多不同观点。1749年Morgami提出,痔是肛直肠区静脉扩张引起的团块。"静脉曲张学说"认为,直肠下端或肛管内丰富的静脉丛发生扩张或曲张即成为痔,也就是说痔是曲张的静脉团块,是各种原因造成的血管本身病变。这种认识着眼于病理学。而痔的现代概念是从解剖、组织和生理学的角度来研究并证明扩张的静脉无任何病理性损害,血管的扩张只是肛垫调节血量的表现,属生理现象。

关于直肠上动脉分支模式与母痔好发部位关系的错误认识。传统概念认为,三个母痔(右前、右后和左侧)的成因与直肠上动脉三个终末支分布相应。但近代研究证明,直肠上动脉的分布无固定模式,上述典型三支分布者仅占6.6%,且直肠上动脉的分支均位于直肠壁外面,并非走行于黏膜下,其血供范围限于直肠的中下部,一般不达痔区,而肛垫的动脉血供主要来源于直肠下动脉和肛门动脉。因此,直肠上动脉分支模式与母痔的好发部位无关。

关于门脉高压导致痔静脉丛瘀血成痔的错误观点。过去认为,痔上静脉丛的静脉血经直肠上静脉回流至门静脉系统,而痔下静脉丛的静脉血引流至腔静脉系统,当门脉高压时,门脉血经痔上和痔下静脉间扩张的交通支流至腔静脉,此扩张的交通支易形成痔。但现在认为,痔是齿状线以上肥大下移的肛垫,肛垫黏膜下静脉丛(痔上丛)是直肠静脉丛的一部分,后者只有吸收前者过度充血的作用。

同直肠上动脉分布与母痔形成无关一样,直肠上静脉与痔的形成并无直接的解剖关系,门脉高压时并发的只是直肠上静脉曲张,而不是痔。临床上统计也表明,门脉高压患者的痔发生率并不比正常人高。因此,传统的门脉高压导致痔静脉丛瘀血成痔的观点是错误的,应予摒弃。

1963 年 Stelzner 提出痔是直肠海绵体组织勃起所致。1975 年 Thomson 首次提出"肛垫"的概念,并经过众多学者的不断完善,肛垫指的是"位于直肠末端的组织垫,为平滑肌纤维、结缔组织及血管丛构成的复合体,其功能是协助肛门括约肌完善肛门的闭锁";而痔病是"由于支持组织松弛导致肛垫下移,因下移而出现充血、水肿、肥大和出血而形成。"以此为基础,1994 年 Londer 等提出了肛垫下移学说,此学说受到许多国内外学者的支持,在我国肛肠外科学界亦逐渐得到承认。我国 2006 年制定的《痔临床诊治指南》中对内痔、外痔分别定义为:"内痔是肛垫(肛管血管垫)的支持结构、血管丛及动静脉吻合发生的病理性改变和移位;外痔是齿状线远侧皮下血管丛扩张、血流瘀滞、血栓形成或组织增生。"

三、痔的现代概念——肛垫下移学说

长期以来,有关痔的"学说"层出不穷,对什么是痔,概念混乱,因而痔的分类标准和治疗方法也相当繁杂。自 20 世纪 70 年代起,痔本质的研究获得突破性进展。1975 年 Thomson 首次提出:"痔是人人皆有的正常解剖结构",并强调"痔不是病,不应当切除,除非它有确切的手术指征。"1977 年在英国召开的痔的专题讨论会,1979 年美、英、澳三国肛肠外科医师协会举办的联合学术会议以及 1984 年在科伦堡举行的第 9 届德国结肠直肠外科学术会议上,与会代表根据痔的新概念,对痔的分类标准及治疗方法展开了热烈讨论。特别是 1980 年 6 月在美国佐治亚州的亚特兰大市召开的痔外科专题讨论会,争论得更加激烈。在这次会议结束时,大会主席 Marino 教授作了简短总结,提出:"(1)不要治疗没有肛门体征的症状;(2)不要治疗没有症状的肛门体征。"这一名言目前已被肛肠学界所共认。Thomon 提出的关于痔的新概念奠定了痔的现代概念的理论基础。他认为痔是直肠下端的唇状的肉赘或肛垫,是人人皆有的正常结构。痔不同于痔病,肛垫病理性肥厚即是痔病。人类肛管内齿状线上方有一宽 1.5～2.0 cm 的环状组织带,人们通常称为痔区(heamorrhoided zone),为一高度特化的血管性衬垫(简称肛垫),有 3 个垫状组织于右前、右后及左侧位排列。肛垫是痔的代名词,两者既是解剖学名词,又是外科学术语,但肛垫不是解剖学的法定术语,其英文是"cushions"或"pades",指"护垫"、"缓冲器"之意,形象而又恰当地描绘了痔块的形态特点和功能特性。从发生学上看,痔是肛直肠套叠发育而成,是人体解剖的正常结构。确切地讲,肛垫或痔组织是肛管黏膜或痔组织及齿线上区黏膜局部增厚所致。肛垫酷似海绵体组织,不但具有很大的可塑性,而且可以调节其中血流量的多少来动态地调整其弹性,从而有助于肛门自制。痔的主要结构成分是黏膜上皮、血管及纤维肌性组织。肛垫上皮具有一定的免疫及内分泌功能,有精细的辨别功能,有多种化学性和机械性受体,可以引发保护性肛门反射,对维持正常排便活动有极其重要的意义。

1994 年 Londer 等进一步提出内痔发生的肛垫下移学说,即其发生是由于固定肛垫的悬韧带 Treitz 肌和 Park 韧带发生损伤或断裂,导致肛垫的脱垂和下移引起。痔病的治疗原则是根据其症状,没有症状的痔无需治疗;相反,有症状的痔,即使很小也应治疗。这一概念已获得肛肠界广泛的赞同与支持,1984 年在德国科伦堡举行的第九届德国结肠直肠外科学术会议上获得一致认可。国内外新近出版的肛肠病专著也采纳了这一概念。基于上述理论并结合我国的特点,为更好地规范痔病的诊治,中华医学会外科分会肛肠外科学组 2000 年 4 月在成都制定了《痔诊治暂行标准》,即:(1)痔的定义:痔是肛垫病理性肥大、移位及肛周皮下血管丛血流淤滞形成的团块。(2)痔的分类:内痔、外痔及混合痔。(3)痔的临床表现及内痔的分度：① 内痔的分度及临床表现。Ⅰ期：便时带血，无内痔脱出，便后出血可自行停止；Ⅱ期：便时带血，内痔脱出，便后可自行回纳；Ⅲ期：便时带血，内痔脱出或久站、咳嗽、劳累、负重时内痔也脱出，需用手回纳；Ⅳ期：内痔脱出，不能回纳，可伴绞窄嵌顿。② 外痔的临床表现：肛门不适、潮湿不洁，可伴发血栓形成及皮下血肿。③ 混合痔的临床表现：内痔和外痔的症状可同时存在。

四、痔的外科治疗进展

根据现代痔的概念，痔的治疗原则是治疗痔的症状而不是根治痔本身，因此"见痔就治"很显然是一种错误的观念，需要加以纠正。现代观点认为，痔无症状时不需要治疗，只有合并脱垂、出血、嵌顿和血栓时才需要治疗。对有症状的痔，治疗目的是消除或缓解症状，不是根治有病理改变的肛垫。由于肛垫在控便过程中发挥作用，因而从保持肛垫和肛管黏膜完整性的角度出发，应该加强保守治疗和非手术治疗。只有在保守治疗无效后才考虑手术治疗。在手术方法上将过去的尽可能彻底地在解剖学形态上将痔切除，改为通过手术将脱垂的肛垫复位，并在手术的过程中尽可能保留肛垫的结构，以达到术后不影响或尽可能少地影响精细控便能力的目的。在手术方式的漫长演变过程中，一些方法被继承和沿用了下来，而另一些方法被逐渐摒弃。目前比较常用的手术方法主要有外剥内扎术、吻合器痔上黏膜环切吻合术（PPH术）以及超声多普勒引导下痔动脉结扎术（DG-HAL术）。

（一）外剥内扎术

该术分为开放式和闭合式两种。

开放式手术最早由 Miles 在 1919 年提出，1937 年英国圣·马克医院的 Milligan 和 Morgan 对该手术方式进行了改良，目前一般称为 Milligan-Morgan 手术或开放式外剥内扎术，是临床上常用的手术方式。手术要点是在痔下缘皮肤与黏膜交界处做尖端向外的"V"字切口，沿内括约肌表面向上剥离到痔核的根部，局部缝合结扎，切除痔核组织。其优点是手术简单、对于单发或相互之间相对独立的内痔根治效果好。缺点是一次最多只能切除3个痔核，在切除的3个母痔创面之间需要保留一定的黏膜桥，否则术后容易引起肛门狭窄，其缺点是术后内痔复发率可达10%左右。另外，术后常伴有肛门部明显水肿，疼痛剧烈并且持续时间长，创面愈合慢，一般需要3~4周的时间。如果切除的组织过多，术后可伴有一定程度的肛门失禁或肛管狭窄。为了减轻术后肛门部疼痛，近年来许多学者尝试了很多新的方法，例如痔切除的同时加侧方内括约肌部分切除，用电刀或激光刀替代剪刀或普通手术刀切开皮肤等。

闭合式外剥内扎术由 Ferguson 和 Heaton 于 1959 年首次报道，旨在克服开放式痔切除术的缺点，达到以下三个目的：① 在不牺牲黏膜的情况下，尽可能多地切除痔血管组织。② 通过对创面的一期缝合，减少术后创面的渗出，缩短愈合时间。③ 避免开放式痔切除术后创面瘢痕收缩引起的肛门狭窄。手术方式与开放式基本相同，但在切除痔核后间断缝合手术创面，或仅在切口的下方保留部分开放，以利于引流。与开放式手术相比，术后肛门部疼痛减轻，切口愈合时间明显缩短，但需比较好的术前肠道准备、手术无菌操作以及术后处理等。由于肛门部位的特殊性，其创面的愈合过程不可能与身体其他部位的切口相同。在手术过程中切口处于牵开状态，即使不进行缝合，其在括约肌张力的作用下也可以自然回缩，在排便时切口被动扩张，创面靠肉芽组织填充，上皮生长而愈合。缝合的肛门部位切口，虽增加了创口的张力，但减少了肛门在排便时的扩展度，容易在排便时因括约肌扩展而使缝合线张力增加引起疼痛，同时缝合处易引起引流不畅导致感染，反而会延长愈合时间。

Milligan-Morgan 痔切除手术是目前最普遍使用的痔切除术，被认为是痔切除的经典术式。Ferguson 所倡导的闭合式痔切除术，在痔切除的基础上闭合切除，多数学者认为能够减轻术后疼痛和出血，在某些地区较为流行，但术后疼痛、愈合时间长等并发症在一定程度上已经无法被现代社会所接受。

(二) 痔环切术

最早由 Walter Whitehead 于 1882 年创用，主要适用于环形脱出的内痔或环形混合痔，后于上世纪 40 年代由 Sareola 和 Klose 改良，目前一般称为 Sareola-Klose 法或 Klose 法，又称 Whitehead 法。该手术的基本要点是在齿线上方 0.3～1 cm 处沿内括约肌表面上分离，环形切除宽约 2～3 cm 的直肠黏膜、黏膜下组织及其全部组织，将直肠黏膜与肛管黏膜皮肤缝合。痔环切术的优点是痔核完全被切除，术后复发率低；但缺点是手术时间长，术后出血多，术后 10%～13% 的患者伴有比较严重的并发症，如肛管狭窄、黏膜外翻、肛管感觉丧失导致的感觉性大便失禁等。目前已很少采用。

(三) Parks 手术（黏膜下痔切除术）

Petit（1774 年）和 Cooper（1809 年）分别介绍了一种痔切除方式，其实质即高位结扎和黏膜下痔切除。1955 年 Parks 改良了黏膜下内痔切除，利用 Fansler 手术暴露肛管的方法行黏膜下内痔切除，因此也称为"Parks 痔切除"。Parks 黏膜下内痔切除术的主要优点在于：① 结扎内痔的部位不包含任何肛管上皮，术后疼痛轻；② 不切除黏膜和皮肤，因切开的部位手术后自然回缩覆盖伤口，避免术后纤维瘢痕形成和肛管狭窄。但同时此术式也存在不少缺点：① 手术难度大，容易出血；② 比其他痔切除术所需时间多；③ 复发率高。

(四) 吻合器痔上黏膜环切钉合术/吻合器痔上黏膜环切钉合术（PPH 术）

PPH 术是近年来治疗重度脱垂性痔的一种新的手术方法。意大利的 Longo（1998 年）首先将此技术用于治疗痔的脱垂，并对其治疗脱垂痔的机理作了描述。国内姚礼庆于 2000 年开展此手术，用于重度痔的治疗，但手术并无统一名称。PPH 术或经肛门吻合器痔切除术，其实质是经肛门吻合器将直肠下端黏膜及黏膜下层环型切除，肛垫悬吊。它以"肛垫下移学说"为理论基础，以"悬吊（固定）、断流（减流）、减积"为治疗机理。Longo 认为，PPH 环型切除直肠下端 2～3 cm 黏膜和黏膜下组织，恢复直肠下端正常解剖结构,即肛垫复位。同时,黏膜下组织的切除,阻断痔上动脉对痔区的血液供应,术后痔体萎缩。因为PPH术仅切除直肠下端黏膜和黏膜下组织,在感觉神经丰富的肛管和肛周不留切口,理论上减轻了术后疼痛,且吻合位于肛管直肠环上,括约肌损伤的机会亦相对减少。PPH术一经出现,便有大量随机对照试验研究术后疼痛减轻的特点,以及患者的社会、经济得失。这些随机对照试验多来自欧洲和亚洲,其共同特点认为PPH术可减轻术后疼痛。与传统痔切除手术相比,PPH治疗Ⅲ～Ⅳ期内痔及混合痔的主要优点在于:①主要症状缓解率高;②住院时间短,患者很快恢复正常工作和生活;③术后疼痛轻。Arnaud等通过压力测定、腔内超声、失禁评分比较术前、术后直肠和肛管压力、形态、功能,通过问卷调查和术后复查观察患者满意度、术后并发症,结果示PPH术增加治疗费用,但缩短了患者恢复至正常活动所需要的时间。分析治疗的经济-效益比,较为客观地说明PPH术治疗脱垂痔安全、有效,虽然增加治疗费用,但减轻术后疼痛、缩短恢复至正常活动所需时间。虽然目前临床报道的PPH手术近期效果良好,但是对于其远期疗效,国外Pernice、国内姚礼庆等作了相关报道,目前临床报道尚不多见,尤其缺乏大量长期前瞻性随机对照研究的支持。

(五)超声多普勒引导下痔动脉结扎术

1995年日本Morinaga教授首次运用了痔动脉结扎方法治疗痔病,该方法作为一种简便、安全、无痛、有效和低侵袭性微创外科治疗手段,在日本、欧美等发达国家取得了成功,获得了比较满意的疗效。超声多普勒引导下痔动脉结扎术是一种集超声波探查、缝扎手术为一体的新的诊疗技术。通过特制的带有超声波探头的直肠镜,可快速确定痔动脉的位置,并可通过操作窗口准确、方便地缝扎痔动脉,从而阻断血流,降低痔体内压,达到迅速止血、使痔体萎缩的目的,对出血性痔病疗效极好。Bursics等认为该术式是治疗痔病的理想方法,符合微创手术的条件,操作简单、安全、有效、疼痛轻、并发症少,其止血疗效确切,创伤小,术后恢复时间短,符合微创外科发展的潮流。国内学者王业皇等对多普勒引导下结扎痔动脉治疗内痔进行了初步的临床观察,结果表明该法疗效明确,无出血、疼痛、水肿等传统手术常见的并发症,并且可结合悬吊法治疗痔病,与传统手术相比具有明显优势,显示了良好的发展前景。但此术式在临床使用时间尚短,虽然近期疗效满意,远期疗效尚待观察,且并发症也是有一些的,如术后并发大出血、疼痛等。

痔的治疗问题与展望:痔的治疗方法、手段的出现和发展与对痔发病机理的研究发展是密不可分的。早期认为痔不是病,因此很多人宁愿忍受痔带来的不适也不会选择治疗。以后痔病的治疗又走向另一个极端,认为只要是痔就应该去掉,从而又导致大量的并发症和后遗症的出现。随着解剖学的发展,人们对痔的认识走向了一个比较客观的认识,那就是现代痔的概念。在这一概念的指导下改进了各种治疗方法,也减少了很多的并发症和后遗症。但对于痔的发病机理我们仍然没有完全搞清楚。首先需要做大量工作,以明确痔症状产生的原因,是同一病因还是病因各异,社会、文化和心理因素对痔症状的产生是否与生理因素同等重要等,都需要进一步的研究。也许当痔的病因、发病机理被完全解释清楚的时候,现在的一些治疗方法将被淘汰。

五、痔病微创医学的发展

随着医学科学技术的发展,英文医学文献中出现了"minimally invasive"一词,1985 年 Payne 和 Wickham 在内镜治疗泌尿道结石的报道中首次使用"minimally invasive procedure",即"微创",并被广泛采用,在此基础上建立了一门新的医学理论体系——微创医学,它包括微创理念和微创技术两部分内容。微创理念贯穿于整个疾病诊断、治疗的全过程;微创技术实施过程中,以微创理念为指导,"以病人为主体",处处体现出"微创人文思想"。现阶段微创医学逐渐运用于临床,微创技术方法主要包括内镜外科技术、腔镜外科技术、介入超声技术、介入放射技术及微创化外科技术等五种基本技术。肛肠科中应用于临床的如结肠镜技术，可用来辅助诊断和治疗结直肠疾病，属于微创技术方法的一种。注射疗法、物理治疗、套扎疗法是已在临床广泛应用的痔病微创治疗方法。

（一）注射疗法

注射疗法是目前国内外普遍使用的一种非手术疗法，其优点是治疗内痔的效果可以和手术相媲，而且痛苦小、治疗时间短，适宜于Ⅰ～Ⅱ期内痔，特别对于有出血症状的痔病效果明显。注射疗法依据注射药物对组织的作用，可分为硬化萎缩法、坏死枯脱法等。现采用最多的是5%石炭酸植物油注射疗法，此方法术后反应小，局部产生瘢痕较少；且石炭酸本身有杀菌作用，适用于肛门被污染部位。

（二）物理治疗

近年来国内外物理疗法治疗痔病逐渐增多，如冷冻、激光、红外线、铜离子电化学疗法等，操作方法简单，容易掌握，治疗时间短，不需住院，深受患者欢迎。临床对激光治疗痔病的报道较多，该疗法手术时间短，侵袭性小，术后反应轻；手术适应证较广，妊娠期、高龄患者或有其他合并症的患者、不适合创伤性较大手术者，经激光治疗均可取得良好的治疗效果，部分心脏病、高血压患者亦可采用此术式。

（三）套扎疗法

目前使用较多的是胶圈套扎疗法，因为套扎具有"简、便、廉、验"的特点，术后肛门疼痛、排便困难、水肿等症状较其他手术治疗痔疮不明显，至今在国内外被广泛应用，主要适用于Ⅰ、Ⅱ、Ⅲ期内痔及混合痔的内痔部分。Nivatvongs介绍美国Minnesta大学附属医院用胶圈套扎法治疗内痔，疗效显著。Regan报道了使用特制的吸引套扎器械治疗内痔的方法，方法简单、无痛，使用的特制橡皮圈效果明显优于其他套扎法使用的橡皮圈。该疗法的不足在于治疗时间相对较长，患者痛苦大，并发症中仍有出血、疼痛、坠胀、水肿、小便困难等，甚至有引起严重感染的报道，如结扎、套扎过多，容易引起肛门狭窄。Kumar等认为尽管套扎疗法缓解症状非常有效,但有疼痛和血管神经性晕厥的并发症;Murphy 曾报道多起因破伤风或梭状芽孢杆菌属感染而死亡的病例,应引起警惕。

六、痔病治疗存在的问题

目前对于痔病的治疗,临床上存在以下问题:

(一)治疗过度化

根据现代痔的概念,痔的治疗原则是治疗痔的症状而不是根治痔本身。1979 年痔专题研讨会结束时,大会主席 Marino 总结指出:不要治疗没有肛门症状的体征,也不要治疗没有肛门体征的症状,因此"见痔就治"很显然是一种错误的观念,需要加以纠正。现代观点认为,痔无症状时无需治疗,只有合并脱垂、出血、嵌顿和血栓时才需要治疗。对有症状的痔病治疗,目的是消除或缓解症状,而不是根治有病理改变的肛垫。由于肛垫在控便过程中发挥作用,因而从保持肛垫和肛管黏膜完整性的角度出发,应该加强保守治疗和非手术治疗。只有在保守治疗无效后才考虑手术治疗,而手术治疗时不应破坏或尽量少破坏肛垫组织。所以对痔病的治疗,总的趋向是采用中医与西医相结合、非手术疗法与手术疗法相结合、微创无痛的综合治疗。

(二)治疗方法不规范

治疗痔病的方法众多,但每一种手术方法都有其各自的适应证,各种方法利弊并存,如何选择合理的手术方法,使得治疗疗效最好、并发症最少、痛苦最小,成为临床亟待解决的问题。

(三)对肛门功能有一定影响

临床常用的外剥内扎术损伤齿线及上下黏膜和皮肤,创面大,术后易发生出血,愈合时间长,易发生不同程度的肛门松弛、黏膜外翻,甚至肛门失禁或肛管狭窄等,影响肛门精细的控便、排便功能。

(四)病患痛苦程度严重

常规的痔病手术治疗,创伤较大,并发症较多,患者住院时间长,伤口愈合缓慢,疼痛程度难以想象。如今,微创外科成为外科临床的发展潮流,痔病的治疗亦如此。随着对痔病病因病理认识的逐渐深入,对痔病治疗研究的不断发展,结合微创理念的不断深入,痔病的治疗趋于微创化。但如何针对不同阶段的痔病综合合理地选择微创治疗方法,减少患者的痛苦,缩减术后恢复时间,研究出既安全有效又经济简便的低侵袭性外科治疗手段,真正做到"微创",是肛肠专科医师亟须研究解决的问题。

第二章 痔病的流行病学

痔病是临床常见病、多发病,男女老幼皆可得病,在发病人群中,女性发病率占67.7%,男性占53.9%,可发于任何年龄,但以青壮年多见,亦可见于小儿,并随着年龄的增加而逐渐加重。我国民间有"十人九痔"、"十女十痔"之说,可见痔病发病率之高。据流行病学资料表明:痔病的发病率随年龄增长而上升,20岁以前很少出现,超过30岁不断上升,45~65岁是发病高峰。据1975—1977年对我国29个省、市、自治区的76692人的普查表明,肛肠疾病的发病率为59.1%,痔占所有肛肠疾病中的87.25%,而其中以内痔最为常见,占所有肛肠疾病的52.19%。在国外,据估计,在50岁以上的人群中,至少有50%的个体曾出现过与痔有关的症状。Johanson与Sonnenberg通过分析官方统计资料得出,在美国,痔病的发病率为4.4%,白人的发病率高于非洲裔美国人;在社会、经济地位较高的人群中,痔病的发病率较高;农村地区的痔病发病率高于城市。也有文献报道,在非洲农村地区,痔病相对罕见。痔病的治疗是肛肠疾病中的重点。而对于痔病的治疗方法,随着人们对肛管直肠解剖认识的不断提高,对痔病发生机制的不断深入研究以及微创理念的深入人心,痔病的治疗理念和方式也在不断改进,当今对痔病的治疗,总的趋向是采用中医与西医相结合,非手术疗法与手术疗法相结合,微创无痛的综合治疗。

通过对南京市中医院全国肛肠中心近5年来对痔病的治疗方法的统计。我们发现,以多普勒超声引导下痔动脉结扎术、痔围扎悬吊术、胶圈套扎术、PPH术、TST术等为代表的微创手术方法呈逐年递增的趋势。这些治疗方法以其独特的优势也逐渐被广大人民群众所接受。我们可以预言，微创化将是以后治疗肛肠疾病的发展趋势。

第三章 微创理念的历史沿革

一、微创与微创外科的概念

微创,顾名思义,是"尽可能小的、少的损伤"。这是一个相对概念,是有限定的,其定义随着科学技术的发展、人类文明的进步而改变。外科以手术方式祛除病变,促进疾病良性转归,同时尽可能使创伤微小化,也是患者恢复健康的内在需要,因此"微创"是外科学追求的境界。

微创外科来自于 minimally invasive surgery (MIS),MIS可以有两种理解,狭义地可直译为微创外科,广义地可理解为微创技术,比较而言微创技术也许更为贴切。近20年来,伴随着医学模式向生物-心理-社会医学模式的变革,在计算机网络技术、虚拟现实技术、新材料技术和生命科学突飞猛进并不断应用于医学的背景下,外科学也经历了从"刀剪切割"方式以根治疾病为目的的传统外科向注重微创化、功能化、智能化和个性化的现代外科学转变。以腔镜和内镜技术等为代表的微创外科逐渐成为外科学的主流,是继麻醉、抗菌无菌、临床营养治疗和器官移植后的又一个伟大的里程碑。微创外科即应用当代先进的电子电热光学等设备和技术,以电子镜像代替肉眼直视,以细长器械代替手术刀,力求以最小的切口路径和最少的组织损伤,完成对体内病灶的观察诊断及治疗,以达到出血少、术后疼痛轻、恢复快、瘢痕细微或无瘢痕的目的。可以说,微创外科既是不断发展的外科学技术体系,也是外科学理念的升华与延伸。

微创外科与具有微创特征的传统外科是两个不同的概念。微创或无创是医患双方共同追求的目标。传统外科所具有的微创特征主要表现在手术技巧上,如操作准确、彻底止血、保护组织等,没有脱离传统手术的特征,而微创外科则不同。在外科学上没有"巨创"与"微创"之分,所以微创外科只是相对于传统手术而言。微创外科的提出如同显微外科一样,是外科学发展史上的里程碑。根据微创外科的现状和可预见的未来,我们作出的定义是:微创外科是采用与传统治疗相同或不同的途径与方法,达到甚至超过传统治疗的远期结果,而治疗近期,患者生活质量远远优于传统治疗方法的治疗手段。这里至少包括三层涵义:(1)途径和方法:手术途径和方法可以相同或不同,但对病灶的外科处理标准不能低于传统手术,甚至要高于传统标准。如对胆囊良性病变的胆囊切除术,在手术入路和手术方法上基本相同,只是手术方式略有区别。又如对不能切除的原发性肝癌的肝动脉结扎和化疗药物灌注,既可通过传统剖腹的方法,也可利用 Seldinger 技术来完成,后者能达到超选择性目的。(2)治疗效果:微创手术的优势突出表现在手术后的近期效果上,具有手术创伤小、患者术后疼痛轻、康复快和恢复早等优点,其远期效果等于或高于传统手术。至少由于手术创伤小,组织损伤轻,下床活动早,由静脉淤血甚至形成血栓的术后早期并发症减少,腹部微创手术后腹腔粘连所致的远期并发症少于传统手术。当然,决不能不顾手术的远期效果只顾术后的近期疗效,微创手术在治疗恶性肿瘤的手术适应证选择上的争论(是否能彻底根治,尤其是淋巴结的清扫)就证明了这一点。(3)手术时的危险程度:主要指全身情况对手术适应证的影响和手术本身对机体功能的干扰。总体来看,微创手术对全身情况要求相对较低,特别是患者合并高血压、冠心病、糖尿病,肝、肾功能不全,高龄时仍有可能进行手术。由于技术水平、设备条件的限制,开放性手术对病灶局部处理的要求相对较低,无论良、恶性肿瘤均可进行,而微创手术尚不能达到开放性手术的范围。然而,部分微创手术却打破了传统手术的禁区,如留置加膜支架治疗复杂性主动脉夹层动脉瘤等。

微创外科是指在对疾病规律正确认识的基础上,运用先进的诊断、治疗设备和其他辅助手段以及围手术期的各项处置,尽可能准确祛除病变的同时,使手术引起机体局部创伤和全身反应达到最低程度的外科理念和技术体系。其内涵为:① 对疾病发生发展的正确认识,这是一切诊断和治疗的基础,同时也是实现微创外科功能化的必然要求,只有对疾病病因、病理生理和免疫反应等方面有正确认识,才能使手术有的放矢,才能合理使用先进的微创外科设备,做到在尽可能准确切除病变组织器官的同时,尽量保留正常组织的结构和功能,促进疾病的自然转归;② 先进的诊断治疗设备、辅助手段和各种微创手术相关技术;如 CT、MRI、数字减影、影像导航、内镜、腔镜、激光设备、低压麻醉、计算机网络技术、虚拟现实技术以及微创手术中使用的各种材料等,这是微创外科的硬件环境;③ 准确祛除病变和微创化的统一:微创外科要求准确祛除病变,促进患者身心健康恢复和手术对患者生理、心理造成尽可能微小创伤的完美结合;④ 微创外科是局部微创和全身微创的统一:手术引起的局部创伤会通过神经-内分泌-免疫系统影响全身反应,所谓"外伤必致内伤",也就是破坏内环境稳定的同时引起机体的应激反应,反之,全身状态也会影响局部反应。例如,在鼻内镜手术中,当机体处于变应性疾病发作状态时,如果术前术后没有得到很好的控制,就会加剧鼻内镜术后鼻腔局部的炎症反应,影响局部创伤的愈合;⑤ 微创外科是外科理念和技术体系的统一:微创化作为理念贯穿于治疗的始终,并不局限于手术本身,围手术期的综合治疗都是微创外科的组成部分,其目的就是为手术以及术后恢复创造良好的全身和局部条件,从而减少手术引起的局部和全身创伤反应,促进术后的尽快恢复;同时理念的实现依赖于技术体系的支持,与之相关的技术设备和处理措施也都属于微创外科体系,而不仅限于鼻内镜、腹腔镜、胸腔镜和关节镜等手术设备,其他术前诊断设备和辅助手段以及术前术后相关的药物治疗等处理措施都属于微创外科体系。因此,微创外科应以追求最佳的内环境稳定状态、最小的手术切口、最轻的全身炎症反应、最少的瘢痕愈合为原则。

二、微创外科的兴起

MIS不是一门新兴的、独立的学科,微创外科与微创医学是微创观念指导下的外科,微创作为一种观念,一直是传统外科的一个基本观念,是医学发展历程中的某一高级阶段。公元前4世纪Hippocrates主张"自然是疾病的康复者",强调尽量不要增加患者的负担,更不要给患者造成额外的创伤。著名的美国外科学家Halsted(1852—1922)首创蚊式血管钳止血和细丝线结扎,提出手术中操作轻柔,止血正确,锐性解剖分离,手术野清晰干净,避免大块结扎组织,采用好的缝合材料是指导传统手术减轻创伤的重要原则,其中包含了微创的意义。理想中的外科应该是既能彻底清除病灶、缓解伤痛,又极少造成病人机体和心理上的创伤,而且费用合理,使每个病人都能从中获益。微创外科正是实现这一理想境界的桥梁。微创并不仅仅是小切口,它的核心是"以人为本",贯穿在医疗活动的始终,目的是努力保持患者最佳的内环境稳定状态,以最小的组织器官创伤、最轻的全身炎症反应、最理想的瘢痕愈合,达到最好的医疗效果。

三、微创外科的历史沿革

回顾与微创外科技术探索相关的200多年的历史:早在1807年Philip Bozzini研制出世界上第一台金属管直肠镜,1864年出现第一台宫腔镜,1877年Nitze和Leiter研制出第一台间接膀胱镜。1901年俄国Ott和德国Kelling分别使用窥阴器和膀胱镜观察腹腔以来,腹腔镜本身的发展及其在外科的应用经历了一个漫长的过程。20世纪50年代,冷光源纤维镜研制成功并广泛应用于临床,成为内镜发展史上的飞跃。1957年美国Hirschowitz首先发明了光导纤维胃镜,使内镜的照明问题得以解决,并使原来的硬质胃镜变为软质胃镜,不但大大地减轻了病人的痛苦,而且极大地增加了操作的安全性,同时缩小了盲区,扩大了观察范围,从而提高了诊治效果,为腹腔镜外科的发展打下了基础。最初所应用的腹腔镜作腹腔内的观察,主要是对腹腔内的疾病作检查及协助诊断,至上世纪30年代,腹腔镜检查已经成为一种标准的检查方法,尤其对不明原因的发热、腹痛、腹水、腹部肿块、肝病及盆腔疾病等尤为重要。世界上第一台用于腹腔镜的气腹机是1963年由德国WISAP公司所发明并生产的,它的发明者是联邦德国基尔大学妇产科学院教授,现代妇科腹腔镜创始人之一,盆腹腔镜手术的先驱者、开拓者,世界著名的腹腔镜专家Kurt Semm教授。虽然德国基尔大学的教授及其他妇科医师向人们介绍了腹腔镜下卵巢切除、输卵管切除、子宫肌瘤切除等妇科手术方式,但这种术式被人们所接受还是上世纪80年代的事。1983年Wickhanm首次提出"微创外科"的概念。1984年Stammberger代表Messerklinger介绍他们采用鼻内镜手术治疗慢性鼻窦炎的经验。此后在Kennedy等学者的推动下,鼻内镜技术及相关的基础和临床研究带来了鼻外科的革命。然而,由于外科医生当时认为腹腔镜下只能取活体组织检查、观察、局部止血,而不能切除病变组织,所以在外科领域一直未受重视,发展极其缓慢。自从美国Schultz1985年应用二氧化碳激光在狗身上做腹腔镜下胆囊切除术(未成功)以来,经腹腔镜做外科手术逐步应用于临床。1987年3月法国Phillipe Mouret利用腹腔镜在人体行胆囊切除术的成功,揭开了其在外科发展的新纪元。1988年,美国Schultz、法国Dubois和德国Semm等先后开展了腹腔镜胆囊切除术,从此腹腔镜在外科的发展极为迅速。它不但保留了传统外科技术的骨干部分,即显露、分离、结扎、切除、缝合等,易被外科医生所接受;又具有内镜外科的创伤小、痛苦小,恢复快等特点,因而深得患者的青睐。腹腔镜手术,只要有外科手术技巧及内镜的基础,即较易掌握。其开展迅速、广泛,逐渐开展了腹腔镜下阑尾切除术、疝修补术、高选择性迷走神经切除术、小肠结肠切除吻合术、胃大部切除及胃肠吻合术、胆总管切开探查取石、T形管引流术、胆管空肠吻合术、直肠癌根治术等,甚至有人报道行胰十二指肠切除术。也就是说,只要没有腹腔镜的禁忌证,腹腔镜下的各种腹部外科手术都可以施行。

随着电子显像技术的发展,使得在内镜上所看到的图像能够传送到电视监视器上,这不仅可使图像放大,使得影像观察更清楚,而且可使手术者和助手同时看到图像,使得他们互相配合共同完成同一病人的诊治成为可能。随着光导纤维技术的发展、电子显像技术的进步,以及外科医生手术中对各种仪器设备的要求,相应出现了二维、三维电子成像系统,使得术者操作时在电视监视上所看到的影像不但放大、清晰,而且从平面观察发展到立体观察,操作者的视野能像原手术时那样看到深层结构,大大地减少了手术的盲目性,从而也减少了手术的并发症。同时,腹腔镜器械设备的发展及更新日新月异,如安全性气腹针、穿刺器、单发及一次性连发施夹器、腔内直线形切割吻合器、腔内圆形吻合器、修补缝合器、组织牵开器、圈套器、各种造影器械等,使得腹腔镜下各种手术操作都能够得心应手,应用自如,为各种手术提供了可靠的器械设备保障。如今腹腔镜微创外科技术在普外科手术中逐渐占据了主导地位,并且已经在肿瘤手术方面进行了有益的探索和积累。这些具有里程碑意义的外科学理念和实践正逐渐被认可,在泌尿外科、胸外科、骨科、妇产科和神经外科等学科中也得到广泛的应用。可以说,近年来微创外科的飞速发展既是追求微小创伤与良好治疗效果的内在需求,同时也大大得益于新材料新技术、光学内镜技术、计算机网络技术、影像技术以及虚拟现实技术等的飞速发展。

中国发展腹腔镜外科较国外晚三年半,首例腹腔镜胆囊切除术,标志着现代微创技术在中国的萌芽。20世纪90年代中期,我国微创技术进入相对成熟期,开始用循证医学方法对微创技术的应用进行总结。90年代后半期,我国进入微创治疗发展期,微创技术渗透到普通外科、泌尿外科、妇科、胸心外科、骨科和颅脑外科等。20世纪80～90年代，中国约30%需外科手术治疗的病变或疾病被微创或少创的介入治疗所取代，介入技术成为现代微创医学发展的热点之一。21世纪是生命科学的世纪，微创技术将在应用中不断发展与成熟，微创或无创的完美时代已经来临。

四、微创外科发展中需要深入思考的问题

（一）加强微创外科的基础研究，推动微创外科沿着科学化的方向发展

微创外科近年来的飞速发展在客观上得益于对疾病病理生理学、免疫学、临床解剖学等基础研究和先进设备的巨大进步，如局部创伤与全身应激反应的关系。生物的生存依赖于内环境的稳定，任何损伤都会造成内环境的破坏和机体的应激反应。应激反应的目的是恢复内环境的稳定，是一种全身的炎症反应，表现在分子水平、细胞水平、整体生理水平和精神行为状态各个层面。手术不仅引起术野区损伤、失血等局部反应，而且局部刺激可以通过神经反射经下丘脑-垂体-肾上腺轴以及局部释放的白细胞介素和肿瘤坏死因子等细胞因子调节儿茶酚胺、胰高血糖素和糖皮质激素的分泌，进而调节机体的代谢变化，其目的是促进机体修复创伤。传统外科手术对机体内环境稳定的破坏和随之而来的应激反应较强，带给患者很大的生理和心理的痛苦，严重时造成机体应激反应过度和内环境失调，这也是术后愈合时间长的内在原因。微创外科由于注重减少对机体的创伤和内环境稳定的破坏，因而术后愈合时间明显缩短。但是微创手术仍然会对机体局部和内环境造成损伤和影响，因此仍然需要：① 对损伤反应作出全面评估，采取各种措施调节围手术期的全身和局部状态，减轻机体的应激反应。② 加强与微创外科相关的临床解剖学与数字解剖学的研究。微创外科的手术入路与传统外科有很大不同，在手术中特别要避免对重要的神经和血管造成损伤，例如侧颅底手术入路的解剖学非常复杂，内镜下侧颅底手术目

前仍在探索中。③加强与微创外科相关设备的研发与数字虚拟环境的应用,要不断开发新的微创外科设备和特殊材料,使训练更真实、手术视野更清晰、操作更准确、出血更少、消耗时间更短。

(二)正确认识微创外科在外科学发展中地位

微创外科既是传统外科发展的必然,又具有自身的鲜明特点。传统外科使用"刀剪切割"的方式切除病变器官和组织,不可避免地存在切口大、术中出血多、术后遗留较明显的瘢痕等不足,同时对机体内环境稳定造成明显的影响,并带来较强的应激反应。在临床实践中,外科医生历来重视通过术前、术中以及术后的各种手段和措施减少手术创伤,逐步形成了外科治疗的各种规范。但是由于治疗理念和技术手段的限制,尚无法达到真正意义上的微创化。当代的微创外科借助于先进的诊疗设备,可以在术前对病变进行准确定位,术中通过皮肤软组织及骨组织的小切口和"锁孔"、身体的自然孔道(鼻腔、耳道、口腔、肛门、尿道、阴道)和血管施行手术,减轻或避免了皮肤切口及瘢痕,大大减少了对正常组织器官的损伤和扰动,同时对机体内环境稳定的破坏和随之而来的应激反应都明显减轻,明显地缩短了住院时间和术后康复时间,其良好的近期和远期效果已达成广泛的共识。例如鼻内镜手术切除窦口鼻道复合体病变组织,辅以术前术后综合治疗促进鼻黏膜纤毛系统结构功能的恢复,达到治愈慢性鼻窦炎的目的;功能神经外科通过术前立体定向技术确定病变部位,术中用微电极毁损异常放电的脑细胞,治疗帕金森病;介入神经外科在影像引导下直接栓塞供血动脉治疗血管畸形等。这些均体现了微创外科的治疗原则。同时其治疗效果是传统手术无法比拟的。当代微创技术的发展突破了传统外科学和内科学专业的界限,同时还融合了相关学科的最新成果。介入治疗就是范例,如心内科医师通过射频消融治疗恶性心律失常以及经心脏导管采用冠脉支架技术治疗冠心病业已发展成常规的治疗方法,而在数字监影下实施供血动脉栓塞成为肿瘤内科的重要治疗手段。这些治疗方法显然已经突破了传统内科学治疗的范畴,而借助于外科的手段,尽管其归属学科尚有争论,但是其微创化的特点毫无争议。

(三)正确认识结构-功能-症状的辩证关系在微创外科中的作用

结构-功能-症状的辩证关系科学地体现了疾病发生发展的规律,各种先天后天的原因导致结构发生变化,这种结构变化既包括宏观的大体的解剖结构变化,也包括微观的细胞、蛋白质和基因水平的变化,结构变化导致细胞信号传导的失常,从而引起组织器官功能的失调,引起各种症状。因此微创外科不仅要通过手术从宏观上矫正、切除或重建病变部位的结构,还应该通过药物治疗等手段从分子水平修复突变的基因、调节其转录和蛋白质的翻译,改善细胞的功能,从而在整体上改善或恢复病变部位和全身的功能,缓解或治愈症状。由于疾病的复杂程度不一,加之对其认识水平的局限性,有时手术效果可能并不理想,这要求我们必须用科学的态度和方法深入研究疾病发生发展的规律,最终通过合理的方法达到治疗疾病的目的。如在上呼吸道阻塞性疾病中,由于儿童期腺样体肥大导致鼻腔通气不良,影响了鼻腔的正常发育,使上颌窦过度发育,造成鼻腔狭窄、鼻中隔偏曲、鼻黏膜肥厚,产生鼻塞症状,同时引起硬腭高拱,加之伴有的扁桃体增生,口咽部狭窄。由于长期张口呼吸,影响下颌骨发育,引起舌根后坠,使整个上呼吸道在睡眠时长期处于低通气或阻塞状态,引起夜间缺氧,睡眠结构紊乱,在机体自身调节下产生脑功能、心功能、肺功能的异常,从而发生睡眠呼吸暂停、心率失常、夜尿频繁、性功能障碍、日间困倦、记忆力减退等症状,这一系列症状被称为睡眠呼吸暂停综合征(OSAS)。在治疗这一综合征时,必须遵循改善结构、恢复功能,进而治疗症状的辩证规律,从改善上呼吸道结构入手,对于儿童腺样体肥大患者,应强调早期手术,改善结构和功能;对于成年患者,可通过鼻内镜手术矫正鼻中隔偏曲、鼻甲成形术,扩大调整鼻道结构、重建鼻腔鼻窦通道,同时择期手术切除腭帆间隙脂肪和扁桃体,扩大口咽部通气面积,必要时通过下颌骨前徙术减轻舌根后坠,从而在源头上改善上呼吸道通气，恢复气道功能，改善缺氧及由此引起的一系列症状。当然我们也要从内科治疗的角度配合或单独使用无创的正压通气治疗。

（四）微创外科强调整体治疗观念，包括心理上的微创

手术治疗的最终目的是使患者康复，即WHO所提倡的心理、精神及社会协调适应能力的康复，为此微创即指在治疗中实现总体上的微创或少创，而不是盲目追求切口小，使术野暴露不充分，造成副损伤；也不应片面追求速度快而造成医源性损伤或病变探查处理不彻底；更不应顽固坚持保留器官而遗留重大隐患。追求相似或更好疗效下的整体微创为微创观念的根本。

（五）运用循证医学的方法，合理掌握并拓宽微创外科的适应证

目前微创外科技术在外科领域得到了广泛应用，有许多已经成为该领域的金标准术式，如普外科的腹腔镜下胆囊结石切除术、耳鼻喉科慢性鼻窦炎鼻息肉的鼻内镜手术。但仍有许多手术尚在探索之中，例如侧颅底疾病的内镜手术治疗和肿瘤性疾病的微创外科治疗仍存在较大争议，主要考虑内镜下原发灶的切除范围受到限制，远期效果尚缺乏足够的证据。我们应一方面总结国内外微创外科的大样本随机对照的资料，从中确定微创手术与传统外科手术比较的特点，为推广微创外科在相关领域的应用提供科学依据；另一方面在拓展微创外科新领域时，应该有意识地进行前瞻性的对照研究，避免主观夸大或盲目否定微创外科的优势。

五、微创外科的范围

（一）内镜技术

如胃食管镜技术、十二指肠镜技术、纤维结肠镜技术、纤维支气管镜技术、宫腔镜技术、膀胱镜技术、输尿管镜技术等。

（二）腔镜技术

如腹腔镜技术、胸腔镜技术、脑室镜技术、关节镜技术、血管镜技术、动静脉低频高能超声技术、动脉扩张病的腔内隔绝术等。

(三) B 超、MRI 导向下的介入技术

如 B 超、MRI 导向下的穿刺技术、置管引流技术、注射技术等。这类技术没有放射性损伤。

(四) 放射介入技术

按照介入放射学方法可分为如下四类:(1) 穿刺/引流术:如血管穿刺、囊肿穿刺、经皮穿刺活检、神经阻滞术等。(2) 灌注/栓塞术:如消化道出血的血管栓塞术、肝细胞癌化疗的肝动脉灌注术等。(3) 成形术:即恢复管道通畅性的手术,如肾动脉狭窄的气囊扩张术、冠状动脉狭窄的内支撑架术;建立新的通道技术,如 Tipps 消除异常通道技术,如食管气管瘘的封闭术等。(4) 其他技术:如血管内异物取出术等。

(五) 其他技术

如 X 刀、γ 刀、高能聚焦超声技术、脑立体定向技术等。当前衡量一个医院的整体医疗水平的主要标志是两个方面,一是移植技术的广度和深度,另一个是微创技术应用的广度和深度。从微创角度而言,从跨学科考虑,作为一个中心或基地则应具备相应的条件。如一个很有竞争力的肝胆外科应有良好的腹腔镜技术、熟练的十二指肠镜技术,精湛的胆道镜技术,较好的 B 超、MRI 导向介入技术和合作良好的放射介入技术等。

六、微创外科的发展前景和展望

21 世纪,微创外科的发展将呈现出以下的趋势:随着人类对疾病发生发展规律的深入认识,诊断和治疗手段越来越体现出综合化的趋势,包括微创外科在内的治疗将和其他内科治疗手段共同应用于治疗。

(一) 现代计算机技术、虚拟技术、导航技术、自动控制技术

现代计算机技术、虚拟技术、导航技术、自动控制技术以及影像和麻醉技术的迅猛发展和互相融合,将为微创外科提供更科学化、人性化和准确便捷的技术手段。例如近年来兴起的数字化虚拟技

术,利用数字化解剖和计算机模拟技术,实现逼真的手术虚拟训练系统,大大提高了微创手术训练的效果,同时三维重建和影像导航技术为疾病诊断和手术提供了准确和立体化的观察手段。

1. 虚拟现实(virtual reality,VR) 指借助计算机技术和软、硬件设备,实现一种人们可以通过视、听、触、嗅等手段所感受到的虚拟幻境,具有沉浸性(immersion)、交互性(interaction)和构想性(imagination)的特点,在微创外科领域不仅可以用于手术方案的设计和手术训练,而且还可以直接用于手术的实施。虚拟现实技术具有模拟真实手术中视觉反馈、触觉反馈和力反馈信息的能力,特别是它的三维重建功能,在手术定位、手术导航方面独具优势。虚拟现实手术方式仍须遵循传统外科手术原则,与常规腹腔镜手术不同之处在于:① 术者无须站在手术台上,而是坐在远离手术台的机器人控制台上,实现了外科医生们"坐在沙发上手术"的梦想;② 手术器械不是由术者直接操作,而是由机器人的机械手臂,按术者遥控的指令实施切割、分离、止血、结扎、缝合等外科操作;③ 通过计算处理提供给术者的不再是电视屏幕那样的二维图像,而是清晰明亮放大了 20 倍的三维空间,术者感觉好像置身于患者的腹腔,几乎没有视野死角;④ 所谓智能化器械比常规腹腔镜器械的关节灵活,可以提供几乎与人手相媲美的手的旋转、弯曲等动作,为重要脏器和血管、神经的分离和处理提供了精确性的保证。

2. 导航技术计算机辅助导航系统(computer assisted navigation system,CANS) 是将空间立体导航技术、计算机图像处理及可视化技术与临床手术结合起来,利用计算机计算出信号传输和接收发射器位置点的数据,得出所需的各种曲线和角度,使无形、虚拟的人体参数转变成直接的动画图像。同时可使手术器械的位置在术中影像上实时更新显示,让医生随时了解手术器械的位置与患者解剖结构的关系,避开重要的解剖结构,确保手术的安全。还可以模拟手术器械的前进和后退,存储手术路线,测量植入物的角度、长度及直径,便于医生客观地进行手术。利用 CANS 可减少术中 X

线机的使用,进而减少患者及手术室工作人员的 X 线摄入,维护其健康。

3. 自动控制技术　是能够在没有人直接参与的情况下,利用附加装置(自动控制装置)使生产过程或生产机械(被控对象)自动地按照某种规律(控制目标)运行,使被控对象的一个或几个物理量(如温度、压力、流量、位移和转速等)或加工工艺按照预定要求变化的技术。它包含了自动控制系统中所有元器件的构造原理和性能,以及控制对象或被控过程的特性等方面的知识;自动控制系统的分析与综合;控制用计算机(能作数字运算和逻辑运算的控制机)的构造原理和实现方法。自动控制技术是当代发展迅速,应用广泛,最引人注目的高技术之一;是推动新的技术革命和新的产业革命的核心技术;是自动化领域的重要组成部分。

(二) 精确控制的"机器人"

外科机器人的初始概念是远程手术,即具备将外科医生或技术专家的操作转移到遥远的地区(如援助发展中国家或遥远区域)能力,具有的稳定性和准确性,因此在微创外科领域大有作为,在国内外已经做了有益的探索,体现了明显优于人手直接操作的稳定性、准确性、创伤更小、速度更快、节省费用等优点,有广阔的应用前景。尽管目前已经完成了一些简单的远程手术,但其广泛临床应用仍有一些困难。主要因素是价格昂贵、传输延迟和一些医学—法律问题。不过,我们仍可期待机器人在软件模拟和虚拟现实方面得到更多的应用。机器人辅助技术有望在需要精细操作的手术中发挥作用。或许未来机器人技术将限于远程指导,而非遥控操作。外科医生可以应用实时远程观察或监测来指导异地医师高难度或新技术的实施。诸如宽带电视之类新的传播技术可以使用未压缩的音、视频信号,得到高清晰和低延迟的电视图像。这种技术目前还在初始阶段,但很快会在全球广泛应用,在很大程度上代替医师实施手术。

(三) 微创外科向单个分子水平推进的毫微技术(微米/纳米科学)

瑞典科学家发明了一种纳米级的微机器人,高 0.067 cm,宽

0.017~0.024 cm，这种机器人有望成为新式显微手术工具和生物医学检测工具。南开大学研制的微机器人可以为细胞"打针"，使细胞在1分钟内完成基因转化。美国政府2001年用于毫微技术研究的预算拨款达5亿美元，以实现"漂流在血液中的潜艇"的假想。当前，不少实验室正在进行着艰难的探索，旨在克服毫微技术研究中的两大障碍——操控和移动。专家预测，经过几年的努力，将制造出一批毫微机器人，他们能产生自体能量，具备原子尺度上的分子操作能力，携带可分离单个DNA分子的毫微尺度器械，随血流周游人体，"巡回医疗"，进行细胞修复、消除阻塞、攻击病毒、投以药物等诊疗项目。这一技术的迅速发展，必将为微创外科带来强大的技术支持，将现有的人体器官水平上的操作推向细胞操作、基因操作和分子操作，从而使"微创"更加深化，乃至达到"无创"。

第四章　内痔微创治疗

一、中医学在内痔治疗中的微创体现

（一）祖国医学对痔的认识

中医认为痔有三种不同的含义：一是把人体孔窍中有小肉突出的疾病都统称为痔，如《医学纲目》中有："大泽中有小山突出为峙，人于九窍中，凡有小肉突出皆曰痔，不独于肛门边也。"二是所有肛肠疾病的总称。如《说文解字》中有："痔，后病也。"三是现代意义上的痔。中医从人体的阴阳气血盛衰、脏腑经络的顺逆交错和内外病因的相互影响等方面去探讨痔的病因，主要归结于体内调节机能失常，解剖生理上的缺陷，加上各式各样外在诱因如年龄、风俗、习惯、气候、怀孕、饮食情况等。正如《素问·生气通天论》中曰："因而饱食，筋脉横解，肠澼为痔。"2006年我国制定的《痔临床诊治指南》中对内痔的定义为："内痔是肛垫（肛管血管垫）的支持结构、血管丛及动静脉吻合发生的病理性改变和移位。"

（二）中医学在内痔治疗中的微创体现

中医学对内痔的病因病机、辨证治疗等进行了大量的临床研究，运用中医药治疗本病，主张"不治已病治未病"，内治与外治并重，全面治疗与局部治疗相结合的方式。

1. 治未病　《黄帝内经·素问》强调"圣人不治已病治未病，不治已乱治未乱"，"上工治未病"。"治未病"是中医学重要的防治思想。这里的"治",并不单纯指医疗,还含有管理、整理、治理、研究等内容。"治未病",就是预先采取措施,防止疾病的发生与发展。它的含义非常广泛,大致讲,可以理解为三个层面:一是"未病先防";二是"防微杜渐";三是"既病防变"。它要求人们在平时就要防病,有了小病就要注意阻止其酿成大患,在病变来临之际要防止其进一步恶化,这样才能掌握健康的主动权。

对《黄帝内经》中"正气内存,邪不可干"的论述,历代医家都极为重视,并通过他们的医学实践加以运用和发挥,使其成为别具特色的预防医学理论。只有强身才能防病,只有重视摄生才能强身。摄生是以调摄精神意志为宗旨,思想上要保持安闲清静,没有杂念。精与神守持于内,避免过度的情志变动,心胸开朗,乐观愉快,这样就能达到补养真气的目的。对于外界不正常的气候和有害的致病因素,要及时避开,顺从四时寒暑的变化,保持与外界环境的协调统一。要求人们饮食有节制,生活起居有规律,身体虽劳动但不使其过分疲倦,同时还要节欲保精。反对"以酒为浆,以妄为常,醉以入房,以欲竭其精,以耗散其真"。

(1) 痔的预防:① 保持大便通畅,养成不熬夜、每日按时排便的习惯;② 少食辛辣煎炸等刺激性食物,多食高纤维食物,多喝水、多食水果、多活动,戒酒或少饮酒,预防便秘的发生;③ 经常久坐久立的职业应适当改变体位,注意劳逸结合,积极锻炼盆底肌肉;④ 每次大便后避免用粗糙便纸反复擦拭肛门,可用温凉水进行清洗,再用干布或吸水纸擦干,并有意识收缩肛门,经常做提肛运动;⑤ 大便时忌看书、久蹲;⑥ 有便秘倾向者,可通过饮食及药物来调理,平时可用肉苁蓉、何首乌等水煎后加入蜂蜜服用。

(2) 痔的调护:① 每晚临睡前用温水坐浴,促进肛门局部血液循环;② 及时治疗可引起腹内压增高的疾病,如习惯性便秘、慢性咳嗽等;③ 肛窦慢性感染应及时治疗。

2. 内治法　中医药治疗痔疮历史悠久,内容丰富,至今仍发挥着重要作用,中医内服药物治疗痔疮,称为内治法,但要结合临床病情辨证论治。概言之,中医对痔的内治法可概括为"消"、"清"、"补"三法。

（1）消法：运用不同的治疗方法和方药,使初起的肿疡得以消散,即为消法。消法是一切肿疡初起的治法总则。消法包括三层含义：一是针对痔的病因之一"饮食不节",对机体进行全身调理,即消导体内的积滞,以杜生痔之源,如用保和丸、枳壳丸等消导通利肠胃；二是消局部之肿痛,即用凉血活血化瘀、通络止痛的药物（如乳香、没药、丹皮等）,消肛门局部之肿痛；三是通过软坚散结以消其形——局部突出之物,可分别采用唤痔、枯痔等法,使痔消而症状除。如内痔可用《疡医大全》中"唤痔散"（磁石、草乌、枯矾、干姜）使内痔外脱,再用枯痔药（如明矾、轻粉、朱砂等）涂之,以消其痔。

（2）清法：用寒凉的药物,使内蕴之热毒得以清解,即为清法。清法是治疗痔疮最为常用的方法,尤其适用于疾病的早期。《东垣十书》就记载有："治痔漏大法以泻火、凉血、除湿、润燥为主。"具体包括：清热凉血、清热利湿、清热润燥、清热通下。

（3）补法：补法适用于病程日久或痔疮常伴有便血,使气血亏虚者或便后内痔脱出者。临床有补气、养血、滋阴之别,而又以补气养血为多。用补养的药物恢复其正气,助养其新生,"正气存内,邪不可干",人体正充足,一可防病邪入侵,二可使邪祛而病愈。《外科正宗》云："内痔去血,登厕脱肛难上收者当健脾、升举中气。便前便后下血,面色萎黄,心悸耳鸣者,宜养血健脾"。《疡医大全》亦云："痔贵早为培补,益气保元"。《万病回春》记有："一男子患痔,脓血淋漓,口干作渴,脯热便血,自汗盗汗,余谓此肾肝阴虚。⋯⋯余先用补中益气汤加茯苓、半夏、炮姜,脾胃渐复渐醒；后用六味丸朝夕而服,两月余,诸症悉愈"。

3. 外治法　外治法在肛肠病的治疗中起着举足轻重的作用,而现代治疗痔的重点放在消除症状上,不是痔本身,只要没有明显的症状及体征可以不必进行治疗,有症状者,症状及体征消失即可

达到治疗目的,因而痔的治疗首先是考虑内治与外治相结合,而并非手术治疗。现就古代医家治疗痔疮的外治法介绍如下:

(1) 熏洗:熏洗疗法是将药物煎汤熏洗坐浴,对肛肠病有着良好的疗效,可以治疗痔嵌顿、发炎、水肿、感染等。《素问·阴阳应象大论》有:"其有邪者,渍形以为汗。"这里所说的"渍形"就是用热汤熏洗。自汉代以来,熏洗疗法已被广泛地应用于临床各科。《五十二病方》中最早记载了蒸气熏熨疗法治疗痔疮,如治疗血痔时"以溺熟煮一牡鼠,以气熨"。在记载牡痔的治疗时提到的"燔小椭石淬醯中,以熨"的疗法,即是将小砭石烧热后,蘸醋热熨牡痔的方法;还记载了坐浴疗法,如治疗牡痔而"未有巢者"时,所采用的"煮一斗枣、一斗膏,以为四斗汁,置盘中而居之"的方法,即当时所采用的坐浴法。中药熏洗治疗肛门疾病,在古代医学著作中记载很多。仅《古今图书集成·医部全录》一书就收集了熏洗方300余种。此外,《疡医大全》记有"大黄、朴硝熏洗治诸痔立效"。《妇人良方》记有"用五倍子、白矾煎汤熏洗治产后肠脱"。清·吴尚先指出,熏洗、熨、敷诸法,即使是虚弱的病人也能接受得了,不会产生虚虚实实的祸患,充分说明了熏洗疗法适应面广的优点。肛门病的局部病理改变在整个病变过程中占较重部分,局部用药在治疗中也相应较为重要。而在局部用药中,药物熏洗疗法又占据较大比重,在各类肛门病的保守治疗和术后护理中应用广泛。

(2) 栓剂:我国汉代医圣张仲景在著述《伤寒杂病论》时,将栓剂治法收入书中,取名为"蜜煎导方",用来治疗伤寒病津液亏耗过甚、大便硬结难解的病症,备受后世推崇。这就是肛门栓剂的雏形。中医运用栓剂治疗痔最早见于唐代著名医学家孙思邈的《备急千金要方》中:"治五痔二年不差者方:七月七日多采槐子,熟捣取汁纳铜器中,重棉密盖,着宅中高门上曝之,二十七日已上煎成如鼠屎状,内谷道中,日三……"方取槐子(槐米)凉血止血,药物纳肛对脾胃虚弱者影响较小,其用药方式简便易行。由此,栓剂的应用日趋广泛。

(3) 枯痔法:枯痔法历史悠久,早在《周礼》疡医就有剐杀之剂

(腐蚀剂)的应用,后发展为枯痔法、枯痔钉疗法。追溯起来,唐代已有萌芽,如《千金方》中就有:"用药导下部,疮内疮中,无疮内孔中"的记载。但根据文献记载,最早应用药物外敷枯痔,首见于长沙马王堆出土的《五十二病方》中,"牡痔……先蠹之,弗能蠹……与地胆虫相半,和以傅之。"文中用地胆虫(即地胆,外用腐蚀药)等药物外敷牡痔的方法,类似后来的枯痔法。《外台秘要》有"以肥大枣一颗,削去赤皮,取水银掌中以唾研令极熟,涂枣裹上,内下部中差"的记载,可以说是最早用水银、白矾等枯痔剂以期痔枯萎或硬化的方法。宋·王怀隐《太平圣惠方》记载了将砒溶于黄蜡中,捻为条子,纳于"痔瘘疮窍"之中的枯痔钉疗法。南宋《魏氏家藏方》详细记载了使用枯痔疗法的具体方法:"用蓖子涂在痔上,周遭令遍,日三上。须仔细看痔头颜色,只要色转焦黑,乃是恶毒之水,切勿它疑。至中夜更上药一遍,至来日依旧上药。"明·陈实功《外科正宗·痔疮论》记载枯痔散,"凡疗内痔者,先用通利药物荡涤脏腑……搽枯散,早午晚每日三次,次次温汤洗净搽药,轻者七日,重者十一日,其痔自然干硬……待痔落之后,换搽生肌散";还记载了"三品一条枪(明矾、白砒、雄黄)"的配制法和使用方法,内容已相当完善。后世进一步发展完善此疗法,得到进一步的应用。

祖国医学在出现枯痔散疗法之后又出现了枯痔钉疗法。传统的枯痔钉是由砒、矾、乳香浸药,朱砂、雄黄、糯米粉等药物配制成的一种两端尖并有一定硬度的钉状物,将其直接插入痔核后药钉逐渐溶解,使痔核发生炎症反应,而插药的局部液化坏死而萎缩。无论是有砒或无砒枯痔钉治疗内痔,其作用与枯痔散疗法有相似之处。由于药钉在痔静脉丛中缓慢溶解,因此枯痔的过程不是一种剧烈的破坏作用,又由于炎症发生比较缓慢,这对组织修复也比较有利,这样既可避免因组织的剧烈反应而招致的痛苦,又能防止血管急剧破坏而引起的出血。枯痔钉直接作用于痔核,其用药量少,插钉后痔核复位不脱出肛外,使肛门水肿疼痛反应大大减轻,加上操作简便,我国使用了许多年。它与枯痔散一样,成为祖国医学治疗痔疾的传统方法。

由于枯痔钉比枯痔散的优点多,引起了国内专科人员的重视,但在各地使用中又发现枯痔钉远期疗效不如枯痔散好,加上枯痔钉仍含有砒,与枯痔散临床反应相似,甚至有枯痔钉引起中毒的报道,便逐步对传统的枯痔钉配方进行改进。先是将含砒量降低,后来又开始探讨使用无砒的枯痔钉,这就使传统的枯痔钉疗法又得到了进一步发展。

为发扬枯痔散和枯痔钉的长处,克服其不足,在继承祖国医学枯痔疗法渐进性坏死的理论基础上,制成了枯痔液,采用西医注射方法治疗痔核。1956年南京市中医院更去掉白砒,换用明矾和胆矾配制枯痔注射液,对各期内痔进行治疗,不少单位也使用了这一方法,取得了满意的疗效。

在实践中,人们发现不同浓度的明矾对内痔治疗的原理和效果不同。低浓度的明矾注射液治疗内痔仅有硬化萎缩作用,而高浓度的明矾注射液治疗内痔能产生腐蚀坏死作用。后人探索扩大注射硬化疗法的适应证,从中药中寻找出许多比较理想的药物,如明矾、乌梅、五倍子等,或以其有效成分配成适宜浓度治疗各期内痔,使枯痔注射疗法又有了新的发展。

(4)注射法:痔注射疗法在西方国家沿用至今已有一百多年的历史,至上世纪60年代初,随着研究的深入及注射疗法标准的制定,减少了并发症,因而又重新兴起,特别是注射枯脱法,是在中医枯痔散疗法的基础上发展起来的。根据注射药物对组织的作用,主要有硬化萎缩法、坏死枯脱法。硬化萎缩法是目前注射疗法的主流,其主要机制是使痔组织产生炎症反应,导致痔核组织纤维化,痔区血供减少,痔核萎缩、粘连、固定,使痔脱出症状减轻或消失。由于选用收敛作用较强又不易坏死的中药,既可以增大注射量,使痔核硬化萎缩较全面,又由于药液能注射到痔动脉部位、痔核的基底部、痔周围的黏膜下层,使组织粘连又不易坏死,提高了疗效。

(5) 结扎法:痔结扎法是古老的疗痔方法,最早见于马王堆出土帛书中,"痔居窍旁……系以小绳,剖以刀"。宋·王怀隐《太平圣惠方》云:"用蜘蛛丝缠系痔鼠乳头,不觉自落"。明·徐春甫《古今医统大全》记载:"治外痔有头者,以药线系之,候痔焦黑落下,再用……沾药纳于窍中,永不发"。清·吴谦《医宗金鉴》曰:"顶大蒂小者,用药线勒于痔根,每日紧线,其痔枯落,……撮之收口"和"凡遇痔疮瘿瘤,顶大蒂小之证,用线一根,患大者用二根,双扣系扎患处,两面留线,日渐紧之,其患自然紫黑,冰冷不热,轻者七日,重者十五日后,必枯落。"目前结扎法仍然是我国最常用的痔的治疗方法之一,包括单纯结扎、分段结扎等。

4. 针灸疗法　中医学认为人体经络既是经气流通的渠道,又是外邪侵入和反映疾病的通路。人体是一有机整体,经脉相互络属,故人体疾病(包括痔)在经络循行体表处会有相应的变化,因此可以通过针灸疗法和挑治反应点的方法进行治疗。

(1) 针灸治疗:《黄帝内经》中就有针刺治痔的经验和穴位记载。晋《针灸甲乙经》有:"痔痛,攒竹主之;痔,会阴主之"。针灸在我国古代医学中占有很重要的地位,可以治疗各科疾病,对痔出血、脱出、肿痛、肛门下坠有着良好效果。历代医家记载了许多治疗痔的穴位和方法,常用穴位有攒竹、龈交、长强、承山、三阴交、委中、肾俞、大肠俞、命门、气海、太冲等。

(2) 挑治法:通过对辨证选取的"痔点"或皮肤异点行挑治治疗,可起到疏通经络、调和气血的作用。经络通达,瘀滞聚肿消散,气血得以调和,肛肠局部血液循环获得改善,祛瘀生新,则痔疮自愈。

二、枯痔钉的演变

祖国医学治疗痔疮有多种方法,其中枯痔疗法就有一千多年历史。目前改进的枯痔钉疗法和中西医结合的枯痔注射疗法都是在我国传统枯痔散的基础上发展起来的。枯痔散的主要药物是"砒"和"明矾",而其他药物(如轻粉、朱砂、乌梅肉、雄黄、蟾酥等)只是作为"佐药"和"使药"来用的。传统的枯痔钉是由砒、矾、乳香、没药、朱砂、雄黄、糯米粉等药物配制而成,呈两端尖并有一定硬度的钉状物,直接插入痔核。枯痔钉分为有砒枯痔钉和无砒枯痔钉两种。近代多趋向于用不含砒的枯痔钉,既有枯痔钉疗效,而无砒中毒之弊。但由于没有成品药钉,又加制钉过程复杂,特别是由于注射疗法的推广应用,近年来,该疗法已较少应用。本疗法治疗痔疮的机制与痔的现代概念不谋而合,枯痔疗法基本经历了祖传枯痔散—枯痔钉—枯痔液的演变过程。回顾其疗法及基本演变,对目前痔病的治疗仍有继承研究和提高的需要。

枯痔疗法的机理——"枯痔"是指痔疮脱水干枯坏死之意,其作用机理是:

① 异物刺激炎症反应:枯痔"钉"本身作为"异物"插入肛管黏膜下层的痔静脉丛及其间质中,引起一系列的异物刺激炎症反应,导致血栓形成、血管闭塞、间质纤维组织收缩、慢性纤维化,从而使痔核皱缩而达到治愈的目的。

② 引流、止血作用:"钉"作为"异物",一部分存留于创道之中,一部分尚在黏膜之外,形成疏松的填塞而起引流和止血作用。这不但可以防止脓疡的形成,同时也有利于"钉"本身从创道中逐渐崩解排出。

③ 药物本身的作用:由于药钉在痔组织中缓慢溶解,因此枯痔的过程不是一种剧烈的破坏作用,又由于炎症发生比较缓慢,对组织修复也比较有利,这样既可避免因组织剧烈反应而导致的痛苦,又能防止血管被急剧破坏而引起的出血。

枯痔钉直接作用于痔核,其用药量少,插钉后痔核复位不脱出肛外,使肛门水肿疼痛反应大大减轻,加上操作简便,所以长期以来,枯痔法是我国传统的有效疗法。

(一)枯痔散疗法

1. 起源与背景　枯痔疗法是在外敷法基础上发展起来的,追溯起来早在唐代已有萌芽。《外台秘要》有:"以肥大枣一颗,削去赤皮,取水银掌中以唾研令极热,涂枣瓤上,内(纳)下部中差",以及"以礜烧灰,矾石熬,和为粉粉之"的记载,可以说是最早使用水银、白矾等作为枯痔的药物。南宋《魏氏家藏方》首先记载了枯痔疗法的使用过程。《外科正宗》指出:"诸痔欲断其根,必须枯药"。它将枯痔散直接涂敷于痔核表面。明代陈实功对枯痔疗法进一步改进,制成疗效高的"三品一条枪"和"枯痔散",同时对枯痔药的制法、砒中毒的防治也有详尽的说明,受到后世的推崇。清代张璐对枯痔散的制作、使用和注意事项也有论述,这些对后世医家产生了重大的影响。

2. 概念定义　中医所谓的"枯痔"的概念,是通过药物作用使痔核脱水、干枯、坏死。这与西医的痔坏死疗法,如冷冻疗法、注射坏死疗法等有相似之处。枯痔散为掺药之一种,很早即用于治疗痔疮,具有独特之功效。

3. 组成配方及制作工艺　自南宋以来,用枯痔散治疗痔疮多由民间专科医生掌握,一般都是家传,配方往往保密,南京市中医院丁泽民主任在解放前和解放初期使用的就是祖传的丁氏方。

枯痔散的常用配方:

《张氏医通》方:砒霜 30 g、白矾 60 g、轻粉 12 g、蟾酥 6 g、天灵盖一块。

《疡医大全》方:白砒、明矾、轻粉、朱砂。

《增广验方新编》方:红砒、枯矾、乌梅肉、朱砂。

丁氏方:信石(白矾)、明矾、明雄黄。

表4-1 历代枯痔散配方用法比较

方名出处	砒	矾	配伍药	煅制	用法	每日上药	枯黑
临安曹五《如神千金方》	九钱	三两	黄丹一两五钱、蝎贝梢二十一个	先矾后砒,加各药	麻油调	三次	三至五日
《疮疡经验全书》枯药	一两	三两	辰砂五钱、东丹五钱、巴豆仁五粒	砒加在矾中煅枯再加各药	点上	三四次	
《外科启玄》枯痔散	一两	二十六两六钱	辰砂七钱、轻粉(未定)	先矾后砒煅枯加辰砂轻粉	津调		
《外科正宗》枯痔散	一两	二两	蟾酥二钱、轻粉四钱、天灵盖四钱	密盖同煅	研末搽	三次	七八日
《外科全生集》枯痔方	九钱	四十八两	煨枯后每两加辰砂一钱	砒矾同煅	津调	日夜两次	
黄济川方	一两	四两	雄黄四钱、硫黄四钱、硼砂四钱	用纸封口后加硫黄煅	水调敷	二次	三至五日

从这些配方可以看出,枯痔散的主要药物是"砒"和"明矾",而其他药物,如轻粉、朱砂、乌梅肉、雄黄、蟾酥等只是作为"佐药"和"使药"。砒霜,即三氧化二砷,又名白砒、信石,由砒石炼制升华而得。祖国医学将砒用于治疗痔疮是取其"大毒去腐"、"化腐干枯"的药性。明矾,即硫酸钾铝,又名白矾、白君,脱水后叫枯矾,有矾石提炼而成。祖国医学把明矾作为药物来治病,是取其"性味酸寒,涩而无毒"的药性,中医认为"酸可收敛,涩可固脱",适合治疗痔疾。

枯痔散配方(丁氏祖传方)

(1)一号枯痔散

组成:明矾6 000克,白信石300克,明雄黄360克。

制法:先将明矾熔化,而后加入信石、雄黄熬如泥状,冷却后研粉。

用法:以蒸馏水调成糊状,敷于痔核表面。
功用:枯痔化腐。
主治:Ⅲ期内痔、嵌顿性内痔。
禁忌:有肝脏损害者忌用。

(2) 二号枯痔散

组成:明矾6 000克,白信石120克,雄黄360克。
制法:同一号枯痔散。
用法:同一号枯痔散。
功用:枯痔化腐,但作用较一号枯痔散为弱。
主治:Ⅲ期内痔、嵌顿性内痔(适宜体质较弱者)。

枯痔散中含有砒、铝、汞、硫、枸橼酸、鞣酸等多种化学物,这些药物腐蚀性大,有较强的收敛杀菌作用。以糊状剂外用,仅使内痔发生缓慢渐进干性坏死,药物腐蚀组织的范围仅在接触的局部,不易向周围健康组织扩散;又由于被腐蚀的痔组织出现硬壳状痂皮,当痂皮脱落时,组织已渐修复,故治疗不易出现感染和出血的合并症。

4. 适应证与禁忌证

(1) 适应证:主要是脱出的Ⅱ、Ⅲ期内痔,包括内痔绞窄坏死、巨大型Ⅲ期内痔、Ⅲ期内痔合并有直肠黏膜脱垂。

(2) 禁忌证:严重心血管疾病,肝、肾疾病;急性传染病,活动性肺结核;结直肠急性炎症、腹泻、痢疾;出血体质患者及孕妇忌用。

5. 操作方法　治疗时患者取侧卧位,先将内痔拖出于肛门之外,盐水棉球清洗脱出的痔核,用凡士林油膏双层棉纸条紧紧嵌塞敷于内痔周围及肛门四周皮肤,使痔核与周围健康组织完全隔离,以免药物及痔核的分泌物刺激皮肤。将枯痔散用麻油调成糊状涂敷在内痔上,再以纸条反褶包裹,外加纱布棉垫固定。每日换药两次。痔核较小,患者体质又差的,可选用二号方,并嘱患者宜多饮糖水和绿豆汤,以减轻药物的副作用。

敷药后痔核呈暗红色或褐色,经过2～3次用药后,痔核呈炎症反应,痔体水肿,比原来增大2/5～2/3,痔表面呈斑点黑色坏死,质软,有大量分泌物。经过4～6天敷药后,痔核表面渐呈灰黑色,质地渐变硬,分泌物明显减少,即停止敷用枯痔散,改用脱落膏。当坏死硬壳状痂皮脱落后,创面分泌物渗出逐渐较少,改用生肌散换药,至创面愈合为止。整个治疗过程约需2～3周。

6. 注意事项

(1) 敷药要均匀,注意保护周围皮肤;

(2) 保持大便通畅。每日排便一次,便后温水坐浴,并及时换药;

(3) 治疗过程中宜卧床休息,勿使敷料移动脱落;

(4) 脱落阶段,创面改用脱落膏和生肌散分离,不可硬行人为剥离,以免引起出血;

(5) 治疗过程中要严密观察病情。注意体温、脉搏、呼吸、血压,查血、尿常规等,防止砒中毒。如发现发热、食欲不振、白细胞过低、胸闷、少尿等砒中毒现象,应采取抢救措施。

7. 总体评价　枯痔散的优点是干枯时呈缓慢性、渐进性坏死,疗效可靠。但其致命弱点是:① 砒中毒的可能;② 上药期间病人疼痛较甚,肛门部坠胀反应等较重;③ 需每日上药,且每次上药时间较长;④ 上药不当,易损伤周围正常组织或痔核坏死脱落不完全。由于以上缺点,故目前枯痔散疗法已趋于为其他疗法所代替。但对个别大型的内痔,尤其是已发生嵌顿绞榨后来就诊的,使用枯痔散较为适用。

经兔耳涂敷枯痔散的实验表明,含砒枯痔散可使兔耳发生干性坏死,不含砒的药品则无此表面作用。枯痔散中的砷易被黏膜吸收,一般认为砷与含巯基酶结合,影响酶的活性,从而严重干扰组织代谢。临床中我们发现,枯痔散只腐蚀到痔核基底部,分界较清楚,这可能是因药物对不同的组织有一定的选择作用。

(二) 枯痔钉疗法

祖国医学在出现枯痔散疗法的基础上,又出现了枯痔钉疗法。枯痔钉疗法是枯痔散疗法的演变。早在宋代的《太平圣惠方》中记载:"以砒霜、黄蜡搅拌和匀,捻成条子治疗痔。"《外科正宗》记载的"三品锭子"、"三品一条枪",即指枯痔钉。传统的枯痔钉是由砒、矾、乳香、没药、朱砂、雄黄、糯米粉等药物配制成的一种两端尖并有一定硬度的钉状物,将其直接插入痔核内,药钉逐渐溶解,使痔核发生炎症反应,插药的局部液化坏死而萎缩。由于枯痔钉直接作用于痔核,用药量少,且在插钉后,痔核可复位而不致脱出肛外,这就基本避免了枯痔散术后肛门水肿、疼痛等反应。

丁氏枯痔疗法世代相传,沿用于临床数百年。解放后,丁老在使用枯痔钉治疗痔疮时,发现含砒枯痔钉治疗后部分患者有类似枯痔散术后的砒反应,甚至还有人因使用枯痔钉不当引起砒中毒。因此对枯痔钉又作了改进,先是将含砒量降低,后来又探索使用无砒的枯痔钉及异物枯痔钉(不含药物),这就使传统的枯痔疗法有了新的发展。

表4-2　有砒、无砒枯痔钉配方制法比较

出　　处	药物组成	煅　法	制　法
《疮疡经验全书》痔瘘药	白砒一两,白矾四两五钱,辰砂五钱,乳香、没药各五钱,牛黄五分,冰片五厘	先砒后矾,再加各药	糊制成钉
《医学入门》上品锭子	白砒一两,红矾二两五钱,乳香、没药、朱砂各五钱,石囟砂一钱,牛黄五分	砒煅枯	面糊为锭
《外科正宗》三品一条枪	白砒一两五钱,白矾二两,雄黄二钱四分,乳香一钱二分	先将砒矾煅枯,取一两加入各药	糊锭
陆琦方	三品一条枪主剂三钱,助剂三钱		制药锭
陈民藩方	黄柏30 g、枯矾5 g、白芷5 g、五倍子10 g、米粉50 g		将药物共研细面,按比例混合均匀,加入适量开水,揉成药面团,手工搓成药锭
邓正明方	大黄粉2/3份,白芨粉1/3份		同上
福州市人民医院肛肠科	方1:黄柏粉、黄连粉、米糊 方2:黄柏粉、大米粉、白芨粉		同上

1. 适应证 Ⅰ、Ⅱ期内痔与混合痔的内痔部分。
2. 禁忌证 外痔,肛门直肠感染,腹泻,恶性肿瘤,严重肝肾疾患者。
3. 枯痔钉的配方及制法
(1) 有砒枯痔钉

① 配方:明矾和砒的混合物8 g、没药6 g、雄黄4 g、朱砂3 g、糯米粉40 g。

② 制法:将明矾和白砒(2.4∶1)共碾为末,入瓦罐内。置文火上烧至黑烟消失、白烟出现为度,阴凉后即成雪白的砒和明矾的混合物。再以此混合物8克与没药6克、雄黄4克、朱砂3克共研极细末,入糯米粉40克,水煮为糊,将糊状物制成每根长3厘米、中央直径约2毫米的两头尖的药条,即成枯痔钉。经紫外线消毒备用。

(2) 无砒枯痔钉

① 配方:黄柏粉、大黄粉各30克,白芨粉9克。

② 制法:上三药加入适量开水,搅匀成药团,把药团放在消毒的玻璃板上,搓成头尖底大钉状药条,长约3~4厘米,底面直径约2毫米,阴干或烘干后装瓶密封,高压消毒备用。

4. 操作方法
(1) 插药方法:有器械插钉法和徒手插钉法两种。前者需要特殊的器械插钉枪,而且推钉深度不易掌握,故以徒手插钉法多用。

① 手插药法:患者取左侧卧位,常规消毒、铺单,用吸肛器将内痔缓缓吸出。术者用左示、中二指固定内痔,再消毒内痔表面黏膜。右手拇、示二指捏住枯痔钉后段,与肛管平行或不超过15°,稍用力将枯痔钉刺入黏膜后,再轻轻旋转插入,一般深约1 cm,以不插入肌层为宜。将剩余在内痔黏膜外的枯痔钉剪去,使剩余枯痔钉高出黏膜0.1 cm,钉与钉的间隔为0.2~0.4 cm,钉与齿状线的距离约0.2 cm。插钉多少视内痔的大小而定,一般每个内痔一次插4~6根,先插较小的内痔,后插较大的内痔。插毕将内痔还纳。术后24小时内勿排便,以防枯痔钉脱落出血和内痔脱出,引起内痔及肛缘

水肿、嵌顿。每次排便后需温水浴。据病情给予止血、消炎、通便的药物。

②器械插药法:将肛门镜放进肛内固定于齿线上方,显露痔核,碘伏消毒,用装好枯痔钉的插药枪抵住痔黏膜,与直肠呈15°角,扣动扳机将药插入痔核内。如上法处理后剪除多余的枯痔钉,消毒后放太宁栓,复位、肛外盖纱布固定,术毕。

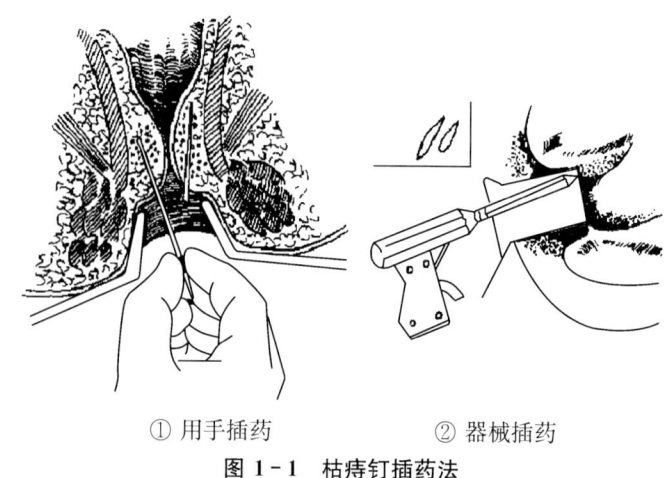

① 用手插药　　② 器械插药

图 1-1　枯痔钉插药法

(2)术后处理:术后24小时可排便,以后保持每天大便一次。如有痔脱出,应立即复位,防止久蹲。便后坐浴,直肠内塞太宁栓或痔疮宁栓一粒,也可用清热解毒中药灌肠。不能复位者每天排便后坐浴,外敷止痛消炎膏,可持续湿热敷或理疗。治疗过程中应避免剧烈运动和过度劳动,以防止发生大出血。

(3)注意事项

①插钉深浅适度以刚达黏膜下层为宜,过深易伤及肌层或穿透痔核,损伤括约肌,易引起出血或感染(图1-2)。过浅易脱落,痔核萎缩不全,达不到治疗效果。若采用平插法,穿过痔核易发生出血不止。

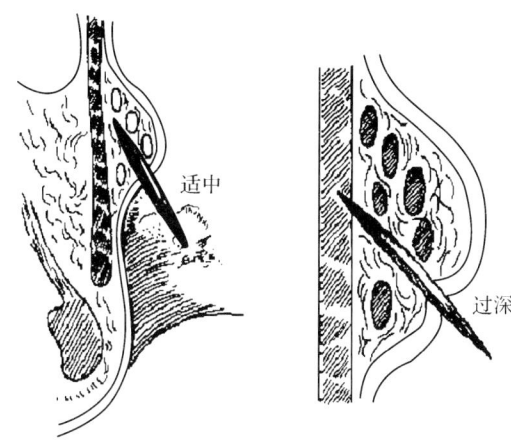

图 1-2 插钉的深浅度

② 插药最低点为齿线上 0.2 cm 处,不能过低,过低则易致疼痛和水肿,过高会影响疗效。因为此处为窦状血管区,该处插药使窦状静脉发生炎症,继以纤维化而达到更佳疗效。

③ 根据痔核的大小决定插钉的数目。

④ 术后肛门坠胀或低热为正常现象,三天后一般均可消失。如上述症状加重,伴肛门疼痛,血象增高,则要考虑肛门部感染。

⑤ 术后一周复查,如痔核萎缩不全,可以补插药钉。

⑥ 含砒枯痔钉,应定期检查尿及肝功能,以防中毒。

(4) 并发症

① 疼痛:术后发生轻度疼痛约占 2%,多因插钉操作不当所致,如过深、过低,或发生感染,或内痔脱出嵌塞等。可作对症治疗,及时处理而缓解。

② 大出血:指插钉后数日一般在 5~10 天内出现较大量出血,需缝扎止血者,据统计约占 0.1%,与钉内腐蚀药物和插钉过密及患者体质有关,常见于痔组织片状坏死脱落,或与侵蚀痔动脉有关。少量出血、渗血可局部用止血药物,或口服、肌注止血药物对症治疗

即可,若有搏动性出血应予缝扎处理。

③ 发热:指术后体温在38℃以上者,约占3%～8%,其原因有:① 消毒不严,插钉不当,加之患者抵抗力低下,造成局部组织感染,常伴有疼痛。应及时抗感染治疗,若已形成脓肿,应按脓肿治疗。② 与钉内药物有关。若为含砒钉,多因砒的吸收或其提炼不纯所致;无砒钉多因白芨所致。仅作对症治疗或输液支持治疗即可,同时配合中药治疗。

④ 小便困难:插钉后发生小便困难的约占1%,多因前部痔黏膜和黏膜下组织因插钉受刺激导致尿道括约肌反射性痉挛所致,特别是易发生于前侧插钉过深者,可采用局部热敷,针刺中极、关元、足三里、三阴交,服中药八正散加减,必要时再行导尿处理。

(5) 钉顺序及排列:应先插小的及有明显出血点的痔核,并从齿线以上0.2 cm处,自下而上插入,药钉的间距为0.2～0.4 cm。而对于部分纤维化的痔核,药钉的间距可适当缩小。对露于痔核粘膜外的药钉,宜保留1～2 mm,多余的剪除,过长会损伤正常组织。有的药钉插孔处有少量渗血是正常现象,对于出血较多的插孔,可在出血点以棉球压迫或补插药钉。插含砒枯痔钉总数一般不超过20～25根。术毕,必须将内痔核还纳于肛门内,并置入消炎膏棉条,敷料固定。

5. 总体评价　枯痔钉疗法的治疗过程不同于枯痔散,其痔核不暴露在肛门外,这样可以避免水肿疼痛。另外,药钉插入痔核后,非急剧破坏大片坏死而成点状坏死,创面很小,组织修复快,治愈时间短。

含砒枯痔钉治疗临床观察:药钉插入后逐渐崩解。开始痔核周围组织肿胀,呈苍白色,药钉之间的组织呈粉红色,2～3 天时组织反应达到高峰。痔核变成灰褐色,出现点状坏死,质地变软,插孔有淡红色的液体排出,痔核萎缩。6～9 天组织修复痊愈。

含砒枯痔钉治疗的病理变化:插钉当天,枯痔钉周围炎细胞浸润,微血管扩张充血,血栓形成及出血。第二天,枯痔钉周围组织出现坏死，有炎细胞浸润。第四至第五天，插钉的周围组织具有新生的毛细血管及成纤维细胞及巨噬细胞。第六天，见有纤维肉芽组织。

本法近期疗效好，简便易行，患者痛苦小，一般无后遗症，尤其是对Ⅰ、Ⅱ期内痔疗效较好。无论有砒或无砒枯痔钉治疗内痔，其作用与枯痔散疗法有相似之处，由于药钉在痔静脉丛中缓慢溶解，因此枯痔的过程不是一种剧烈的破坏作用，又由于炎症发生比较缓慢，这对组织修复也比较有利，这样既可避免因组织的剧烈反应而招致的痛苦，又能防止血管被急剧破坏而引起的出血。枯痔钉直接作用于痔核，其用药量少，插钉后痔核复位不脱出肛外，使肛门水肿疼痛大大减轻，加上操作简便，在我国也使用了很多年，与枯痔散一样，成为祖国医学治疗痔疾的传统方法。

（三）枯痔注射疗法

枯痔注射疗法操作简便，疗效显著，病患易于接受，医师乐于使用。它是枯痔疗法的继承与创新。丁老发现传统枯痔疗法仍然会导致一些并发症和后遗症，如术后肛门水肿疼痛、砒中毒等。"思变"成了当时丁老唯一的想法。1981年，丁老在继承传统枯痔疗法的基础上，创新研制出矾黄消痔注射液，可直接注入痔核。矾黄消痔液注射法保留了祖国医学枯痔法渐进性干性坏死的特点，发掘使用了许多新的中药及其有效成分，去除了砒石，将药液注射到痔核内，避免了传统枯痔疗法的相关并发症和后遗症，疗效较为满意。此法曾获1981年南京市科技进步奖。

1. 适应证　各期内痔、混合痔的内痔部分，尤其适用于Ⅰ、Ⅱ期内痔；直肠脱垂。

2. 禁忌证　外痔；肛门部感染；腹泻；严重心、肺、肝、肾疾病及血液病患者；因腹腔肿瘤引起的内痔合临产期孕妇。

3. 矾黄消痔液的配方及其制法

（1）配方：明矾15 g　黄连20 g　鞣酸0.7 g　普鲁卡因5 g　甘油100 mL　注射用水适量，制成1 000 mL。

(2) 制法:先将黄连以蒸馏水煎煮提取 2 次(每次沸后继续煎煮一小时),合并两次滤液浓缩,使每毫升相当于 2 g 生药,加 95% 乙醇沉淀 24 小时过滤,滤液去醇至醇尽,再加适量注射用水溶解,加热近沸并过夜水沉。然后将上述溶液抽滤,加入明矾、鞣酸,普鲁卡因及甘油,溶解后再加注射用水,使制成量为 1 000 mL,加活性炭 0.3%,再加热近沸,稍冷抽滤,精滤分装于安瓿内,置 100℃下灭菌 30 分钟,经灯检、细菌培养合格后备用。

4. 操作方法　患者取侧卧位,局部麻醉,肛内新洁尔灭棉球消毒。指诊大多可摸到痔动脉搏动部位。肛门松弛后,充分暴露痔核,并依据整个痔核形态作好注射设计。以 5 号齿科针头从齿线上方 0.5 cm 处进针,使针尖达痔体基底动脉部位,注射药液 1~2 mL(如未扪及痔动脉搏动,亦需在痔核上端注射),然后将针尖退至齿线附近,边退针边注射,再向痔核两侧注射,使药液均匀地充满痔核,使其变成灰白色,并显示出微细血管为度。注射药液一次总量不超过 40 mL。在注射时先注射小的痔核,后注射大的痔核。针孔一般不会出血,如出血,可用棉球压迫片刻,或插入枯痔钉即可止血。注射完毕,应将痔核复位,肛内置入消炎膏棉条,敷料固定。

5. 术后反应

(1) 坠胀疼痛:少数患者会有此症状,系因注射后痔核内部张力增大及药物对植物神经的刺激所致。

(2) 术后出血:术后一周内少数患者便纸带血,继发性大出血患者甚为罕见。

(3) 肛缘轻度水肿:可能为少量药液渗漏于齿线以下肛管,或痔核复位不当,或刺激所致。

(4) 发热:体温升高均在 37~38℃,一般不需处理,三天后体温恢复正常。

6. 注意事项

(1) 注射时必须严格消毒;

(2) 注射针头不能太大,如果针孔大,进针处容易出血,一般可

用5~7号长针头;

(3) 进针后应先做回血试验,注射药液宜缓缓进行;

(4) 防止注射部位过浅或过深,过浅易引起黏膜溃疡,过深则易引起肌层组织硬化或坏死;

(5) 勿使药液注射位置过低或注入外痔区,否则可造成肛门周围水肿疼痛;

(6) 操作时宜先注射小的痔核,再注射大的痔核,以免小痔核被大痔核挤压、遮盖而增加操作的困难;

(7) 注射后当天避免过多活动,亦不宜排便。

7. **临床观察** 注射时药液浸润痔核,痔体常可增大1~2倍,显露出微细血管。如注射过浅,即注入黏膜层,则易引起黏膜表面溃破。注射后,有的患者第二天大便时痔核即不脱出,但肛内指诊可触及隆起的块状物,肛镜下可见黏膜暗红,5~7天后痔核缩小到约一半以上,触之块状物变软,10天后肛管平坦,痔体消失。如出现痔核坏死,患者排便时可有淡红色分泌物,或少量带血。

8. **总体评价**

(1) 矾黄消痔液治疗内痔,近期疗效好。我们系统观察了200例,治愈187例,治愈率为93.5%。由于药物配方合理,并采用低浓度大剂量的注射,使药液得以均匀地渗入痔核,有效地提高了疗效。不仅适用于Ⅰ、Ⅱ期内痔,同样适用于大部分Ⅲ期内痔。注射方法治疗内痔,因其药液组成、作用机理不同,有"坏死"、"硬化"之别。本消痔液依据祖国医学"酸可收敛"、"涩可固脱"的理论,分别选用了明矾、黄连、鞣酸等药。丁老曾以本消痔液做白兔试验,在注射本药后的不同时间里,取标本做病理切片,认为本消痔液的作用机理仍属"硬化"的范畴。临床观察也证实,痔核在注射本消痔液后,并不是枯死脱落而是萎缩消失。其作用机理是:矾黄消痔液注入黏膜下层,引起无菌性炎症,曲张的静脉丛也因静脉内膜炎、静脉周围炎和进行性纤维组织增生而逐渐闭塞,达到使痔核硬化、萎缩的目的。该注射疗法操作简便、疗程短、患者痛苦小,不仅适用城市医院,也适用于工矿、农村基层医疗单位。

（2）关于内痔的注射部位，目前认识尚不完全统一。有人认为痔区血管主要来自直肠上动脉的分支，应注射在母痔基底动脉搏动部位，别处不再作处理；有人认为只要痔核组织均匀布满药液就可达到治疗目的；也有人从痔的发病机理、病变过程、解剖结构对痔核采取四步注射。我们认为应综合应用上述观点，采取一次进针、分部位注射的方法，来替代多部位进针，既作母痔基底部注射，又充分作痔体均匀注射。

（3）各型内痔与疗效的关系。痔的分型对注射疗法的选择和提高疗效有一定意义。血管肿型内痔，组织柔软而嫩，黏膜薄，其色暗红或朱红，触之易出血，注射治疗时容易胀大充满，颜色由红变苍白，如水泡状，这类病人一般只注射一次，痔核即可消失；静脉曲张型内痔，组织软而坚厚，有弹性，其色暗红或青紫，黏膜表面光滑，触之不易出血，注射治疗时剂量较前增大，但颜色变化缓慢，此型病人一般也只需注射一次，痔核即可消失；纤维化型内痔，由于病程长，痔核经常脱出和复位，或有过炎症，组织肥厚成纤维性变，其色紫白，注射时剂量虽可增大，色苍白而带紫暗，一次注射不易完全萎缩，往往需再行补注，个别病例本法不能治愈。

（4）关于内痔是否脱位注射问题。内痔注射在肛门镜下操作，视野受限，往往痔核不能完全暴露，有的痔核被压于肛门镜下，对痔核大小及个数，不易观察，难以掌握痔的整体情况和性质、注射部位的深浅。为了注射准确、彻底治疗，丁老认为在局麻下，使肛门松弛，内痔完全脱出时治疗为好。治疗完毕，应将痔核充分复位，以免痔核充塞肛管，易于导致肛门水肿，增加肛门坠胀感。

三、内痔注射疗法

（一）分类

根据注射药物对组织的作用，目前痔注射疗法一般认为可分为硬化萎缩法、坏死枯脱法等几类。

1. 硬化萎缩法 又称注射硬化法,是目前国内外广泛采用的痔注射疗法。该法是将硬化剂注射于内痔,使痔组织产生无菌性炎症反应,然后逐渐纤维化。这种纤维化组织可有两种重要作用:① 包绕痔内的静脉及小动脉,在其周围形成一层保护层,使薄弱的血管避免因排便等因素的损伤而出血;同时纤维化组织可使血管腔闭塞,消除或减轻痔静脉的扩张或充血,使痔体发生萎缩。这是硬化注射疗法的主要作用。② 由于纤维化形成,可将已松弛的黏膜借纤维组织重新固定于肛管的肌壁上,从而消除了痔脱出症状,故纤维化组织形成越充分,硬化作用越好。

2. 坏死枯脱法 又称注射枯脱法,本疗法主要使用的是具有坏死作用的各种注射剂,注射枯痔液后,使药物直接作用于组织,引起蛋白质变性。另一方面是药物作用于血管和血液有形成分,使之形成血栓阻碍远端的组织血液供应,进而促进局部组织坏死,这是大多数枯痔药物的作用机理。最后痔核脱落,创面重新修复而愈。

(二) 历史发展沿革

痔注射疗法在西方国家沿用至今已有 100 多年的历史,大致经历了四个时期:初期、盛行期、低落期和复兴期。

注射疗法的初期,只有少数医生使用。英国都柏林的 Morgagni 医生(1869)是应用注射治疗痔核的第一人。他所用的注射剂是过硫酸铁。当时他的这一成功实践没有得到人们的重视,相反,遭到了貌视和反对。这可能是由于这一疗法当时多掌握在一些庸医手中,加之采用强腐蚀剂所产生的不良后果而遭到否定。1899 年美国芝加哥 Andrew 从一些江湖医生那里发现了这一秘密。经他实践认为:如能降低药物浓度,减少注射剂量,以及改进注射方法则本疗法是很有价值的。1888 年 Swinford Edwards 首先用 10%(有时 20%)的石碳酸甘油水溶液注射治疗痔核。最初实施的方法是将溶液注射到痔核本体内。1928 年 Blanchard 描述了原先由 Albright 提出的操作方法,即将药液注射于痔核的上方,所用注射剂为酚杏仁油(phenol in almondoil)。这种方法于 1928 年由

Morley 介绍到了英格兰,在英国便成为普遍接受的方法。从此,痔注射疗法在各国广泛流传使用,有大量注射疗法治疗痔的临床报导,并出现了注射疗法的专著,这一时期可谓注射法的盛行期。

从 20 世纪 30 年代开始,由于对注射疗法的适应证、禁忌证等没有足够的认识而在临床应用中出现许多问题,以致对痔注射疗法的兴趣渐趋降低,甚至许多作者在著作里根本不提注射疗法,可以说此期是注射疗法的低落期。从 50 年代末 60 年代初开始,痔注射疗法在国外又重新兴起。英国肛肠病学专家 Golighter JC(1975)在他的专著中,对痔注射疗法有较大篇幅的论述。其他如 Terrell(1959)、Parks(1962)等亦作出了许多贡献。在他们的著作中,制订了注射疗法明确的标准,从而减少了注射疗法的并发症或后遗症,使痔注射疗法更趋向规范化。

我国从 20 世纪 50 年代开始,痔注射疗法特别是注射枯脱法是在中医枯痔散疗法的基础上发展起来的。如重庆李雨农等于 1956 年为了减少传统枯痔散可能引起砒中毒,创制先注射内痔,再涂敷枯痔散的综合疗法。在此基础上,他们又制成新 6 号枯痔液。1957 年黄德良、张省则用 20% 明矾液作注射压缩疗法。1958 年,陈济民用内痔枯脱油行注射疗法。这些治疗均获较好疗效。70 年代以后,新的坏死枯脱注射液和硬化萎缩注射液相继问世,为推动痔的注射疗法作出了积极贡献。

(三)适应证范围及具体操作

1. 消痔注射法

(1)适应证:各期内痔和混合痔内痔部分。

(2)注射方法:患者取骑伏位或伏卧位或侧卧位,常规消毒、麻醉,肛内放入新洁尔灭棉以后予以扩张,此消毒棉球将被肛镜上推,有阻止污物下流之作用,故不必取出。以广口筒式斜面肛镜涂润滑剂,缓慢插入肛道,抽出镜芯,观察直肠下段黏膜、痔核部位数目和大小,以便注射时心中有数。第二次插入肛镜后即可行痔体上黏膜下注射。此区又称高位或高平面注射,即注于痔的上界。1928 年

Blanchorde 认为,将注射药液注于此区有减少痔区供血、提高疗效的作用,故 Gabriel 将低浓度 5% 酚植物油 2～3 mL 注于内痔上方的直肠黏膜下。先消毒注射区黏膜,如有黏液等物,可用纱布拭净。取吸有消痔药液的 10 mL 针管,用 5 号针头(齿科针头),刺入痔黏膜下 0.3～0.5 cm 深,注药使之胀满,一般用量 1～3 mL,转换肛镜视野,右后、左中、右前三区注完后,取出肛镜,高平面注射结束。继之行痔体注射。此区又称低位或低平面注射,亦有叫痔间质注射者。此区注药时先后于痔中央和痔中部齿线上刺入黏膜下约 0.5 cm 深,注药后使痔充分胀满,一般用量较大。注药后在菲薄的痔表面黏膜上可见微细血管纵横其上,黄乃健称此为红色条纹征。如痔纤维组织增殖较重或注药欠胀满时,此征象可不明显。如痔表面出现红色条纹征,痔体漫肿呈水泡状,为注药充分胀满之标志。若黏膜出现白色圆点,如皮试之皮丘,为刺入黏膜内之征,有表浅坏死可能,应停止注药,更换穿刺部位。如痔体某处仍为原色泽或略有改变者,为注药不足,即变换刺点于该处刺入注药,使其胀满变色。应注意齿线上勿遗漏注射区。三母痔依次注药,所余小痔同时注完。痔体注药应分区进行,注完一痔核后,再注另一痔核,因此需几次插入肛镜,而痔上黏膜下注射,仅一次插入肛镜,三区注药时变换肛镜视野即可。注毕肛内放一九华膏棉球或注入九华膏,外贴敷料。此后每日或隔 1 日换药一次。如痔未全消,7 日后可再次注射。痔体小时,勿需麻醉,可在肛镜下直接注药。

(3) 操作注意点:注意无菌操作;穿刺不宜太深,亦不可刺入黏膜内;回抽无血,方可注药;应使注区充分胀满,勿遗漏齿线上注射区;注药后当日勿解大便。

2. 母痔基底硬化疗法　所用硬化剂的药物组成为:明矾、甘油、黄连素、普鲁卡因、苯甲醇等。主要有收敛、止血、止痛、抑菌等作用。注射后可达到痔组织硬化萎缩,并使松弛黏膜与肌层粘连固定。

(1) 适应证:本疗法适用于各期内痔和静脉曲张性混合痔。

(2) 注射方法:分两步注射。

① 母痔基底硬化注射:主要对三个母痔区进行注射。重点放在母痔基底上方的黏膜下直肠上动脉分支(痔动脉区),这是本疗法的主要特点。患者取右侧卧位,局麻后,插入肛门镜,暴露痔核,或令患者用力努挣,使痔核脱出肛外,用左手食指触摸到内痔上的痔动脉搏动处,如无明显搏动,也要在痔核上方相应部位作为注射点。由左肛缘(截石位 3 点)外括约肌皮下层内侧进针,沿肛管向内痔核方向刺入 3~4 cm,直达内痔核上部黏膜下痔基底部的痔动脉搏动区或相应处,然后呈扇形注药。同法注射截石位 7 点、11 点内痔。每点痔核注药 1~2 mL,3 个母痔核一次总量 4~7 mL。

② 内痔注射,作为基底注射的辅助:暴露痔核后,直接将药液注射于内痔中,先注小痔核,后注大痔核,以内痔稍充盈为宜,一次总量 4~6 mL。

(3) 注意事项:① 务必将药液注射于内痔核上端的痔动脉区;② 不可将药液注入外括约肌内,以免发生疼痛、水肿和坏死;③ 切勿将药液注射到男性的前列腺和后尿道,或女性的阴道中;④ 注射内痔时,应将药液注入痔核中,不可注入肌层,以免坏死,也不应注射于齿线以下,以免引起水肿和疼痛。

3. 矾黄消痔液注射疗法　本疗法由南京市中医院所创用,我们选用明矾、黄连、鞣酸等制成消痔液,经动物试验,切取标本病理检查,认为本消痔液的作用属硬化范畴。

(1) 适应证及相对禁忌证:各期内痔、混合痔的内痔部分、内痔合并轻度静脉曲张性外痔者均适用本疗法。各种外痔,内痔嵌顿,合并肛缘炎症感染,湿疹,伴有全身性严重疾病如心衰、高血压、肝硬化、泌尿道感染等均属禁忌。

(2) 注射方法:患者取侧卧位,局麻,暴露痔核。指诊触摸痔动脉搏动区,取 10 mL 或 20 mL 注射器,吸入药液后,装 5 号齿科针头,于齿线上 0.5 cm 处穿刺,进针达黏膜下层,向痔上方抵痔动脉搏动区,然后注药,一般 2~3 mL,如无搏动,亦需在相应处注射。

将针尖退至痔核中心部位,于黏膜下注药,使药液充满全痔核。同法注射其余痔核。多个痔核时,应先注小痔核,再注大者;环状内痔则在三个母痔区注射。注射剂量,每个痔核最少 1 mL,最多 14 mL,总量最多 38 mL。注射毕,应将痔该完全复位,塔形纱布包扎固定。

4. 5%石碳酸植物油硬化注射疗法 用石碳酸和植物油配制成硬化剂注射痔核是一传统方法。1871 年美国 Mitchell 医生用石碳酸和橄榄油制成注射液治疗痔核。1928 年 Morley 描述了用 5%酚植物油注于痔上方黏膜下层 1~2 mL,每间隔 5~7 天注射 1 次的方法。认为有如下优点:① 用 5%浓度石碳酸植物油(如精制花生油、麻油、冷餐油)可以大剂量注射,注射 10~15 mL 亦无不良反应;② 用植物油配制的溶液不易吸收且反应小;③ 注射局部后产生瘢痕少。

(1) 适应证:① 初期内痔最为适宜;② Ⅱ、Ⅲ期内痔,可消除或减轻脱垂症状;③ 痔术后再度出血或脱出者;④ 老年体弱,或全身合并疾病不严重者也可应用。

(2) 注射方法:传统的 5%酚甘油注射方法,可以在痔体下部的低位注射,也可在痔上方的高位注射,但都应当注射于痔黏膜下层中。应将针尖刺入痔核黏膜下层约 0.5 cm,刺入后针尖能向左右方向移动,即为在黏膜下的明证。如刺入太深,进入肌层,针尖不易移动,应退出少许,抽吸无回血,即可注药。一般每个痔核注药 2~4 mL(如果黏膜松弛严重,有时可注 6 mL)。三个母痔注射总量 10~15 mL。注射后黏膜内微血管清晰可见,如见黏膜呈苍白色,示针尖刺入过浅,应调整深度再注药。每次注射不超过三个内痔。

(3) 注意事项:① 第一次注射剂量要足;② 注射针以 20 号腰穿针为宜,太粗易出血,太细药难注入;③ 低位注射应在齿线上 0.5 cm处进针,过低药液向下浸润易引起疼痛;④ 注射 24 小时内不应排便,以免痔脱出嵌顿;⑤ 注射部位不宜过深、过浅、过低,以免局部发生疼痛、坏死、出血等。

5. 改善局部血循环的注射疗法　本疗法以"603消痔液"注射疗法为代表,此法是由江苏省中医院和江苏省中医研究所共同研制而成,是以"去瘀利筋饮",畅通血流,改善血循环而达到消痔目的的一种方法。此法不同于硬化、枯痔坏死注射疗法。

"603消痔液"注射痔核所起的治疗作用,主要是由于此种药液有扩张血管、增加血管灌注量、抗凝血以及松弛肛管平滑肌等作用,从而达到畅通血流,改善局部血循环消除痔核的治疗效果。

(1) 适应证:各期内痔、混合痔之内痔部分,静脉曲张性外痔等。

(2) 注射方法:Ⅰ、Ⅱ期内痔用黏膜下层高低位注射法;Ⅲ期内痔、混合痔(外痔部分为静脉曲张型)取黏膜下层高低位法和"外肌四点注射法"相结合使用;单纯静脉曲张性外痔可取"外肌四点注射法"。

注射前嘱患者排空大小便,有便秘者应用通便剂,必要时以生理盐水灌肠,做"外肌四点注射"时应肛周备皮。各病种可多次注射,一般以3次为限,每次间隔3～7天为宜。具体操作如下:

① 黏膜下层高低位注射法:在痔核的顶部,即痔核最上缘,或肛管直肠环部正上方称高位;在痔核本体,齿线附近,向下不超过齿线,其上方至痔中部称低位。上下两部的黏膜下层均受到药液的充分浸润,但不应将药液注入血管内。

a. 患者取右侧卧位,插入肛门镜,暴露内痔核及齿线,使拟注射之痔核突于肛镜口上方,勿使扭曲,大痔核尚须向上推进,使痔核上部完全暴露清楚。然后用1‰新洁尔灭或0.25%洗必泰棉球消毒并拭干。

b. 取装有"603消痔液"的注射器,装上6号长封闭针,于内痔核最上方穿刺入黏膜下层,抽吸无回血,即可推药。此时边缓慢推药,边将肛门镜缓缓后撤,使药液渐向痔核本体浸润,使整个痔核呈水池状胀满至痔黏膜浅表血管纹理清晰可见为止。一般小痔核经一次穿刺即可完成注射,较大痔核经高位穿刺注射,低位部分浸润不全者,则于齿线上方再行穿刺注射,直到整个痔核呈水泡状胀满为止,但药液不应浸润到齿线以下。

c. 注射药量:一般单个内痔3~5 mL,三期内痔可达10 mL左右,三个母痔区或环状混合痔可达30~40 mL,但最大不超过60 mL,以避免使黏膜胀满漏液或出血,并导致感染溃疡等不良后果。

d. 注药时,如见黏膜面发白,呈皮丘样突起,示穿刺过浅,不在黏膜下层内,应再稍向前推进,然后注药。此时推药应无阻力感,黏膜呈水泡状均匀膨隆。如穿刺过深,推药时有阻涩感,且不见黏膜有水泡状隆起,示针尖已达肠壁肌层,应将针尖稍后退出。

e. 多颗痔核时,先注射小痔核,再注射大痔核,环状痔则以三个母痔区为主要注射点,其余部位为辅,必要时再分期注射。

f. 穿刺时慎勿刺破血管,否则易致黏膜下血肿,此时常见黏膜呈局限性暗红色或针孔出血,可用消毒棉棒压迫止血。注射完毕退出肛门镜时,应用棉棒经肛门镜将痔核推入肛内,使其完全复位,并用塔形纱布加压固定,以免痔核脱出嵌顿。

② "外肌四点注射法":即从肛门外截石位2、5、7、10四位点,距肛缘2~2.5 cm处,经皮肤穿刺,使针尖在内外括约肌之间平面行进,达肛管直肠环部位。注药后应使该部位肛管周围的药液均匀分布。具体操作:

a. 患者取右侧卧位,肛周皮肤常规消毒,术者左手食指探入肛内,摸清肛管直肠环,以作穿刺定位之引导,在注射完毕前,左食指始终保持在肛内,不可中途退出,以免污染注射点。

b. 穿刺点皮肤再消毒一次,取1∶1的"603消痔液"(1份"603消痔液",1份1%普鲁卡因的混合液)20 mL,注射器装上5号牙科针头,可先将截石位5点做穿刺,距肛缘2~2.5 cm,穿刺针与肛管纵轴约成30°角,按放射方向进针,在指诊引导下缓缓进针,推进约3.5 cm时,即可到达注射部位。此时,针尖可在齿线上方肛管直肠环的稍下方被触知,且有覆以肠壁肌层的韧性感。此时即可推药,针前无阻力,且指尖有被推动感。如有阻力,示针尖不在内外括约肌间平面内,应稍退出,在指诊引导下,再行定位,定位正确后,抽吸无回血,即可注药。其余各点依上法一一注射。

c. 注射完毕后,退出食指,插入肛门镜,观察直肠黏膜,应无明显水肿,亦不呈水泡状胀满,肛管周围皮下无肿胀,而肛门括约肌完全松弛,即表示注射成功。"外肌四点注射"时,注意务必勿损伤组织或将药液注入前列腺和后尿道组织,必要时可变更注射点。张仁福曾用截石位 3、6、9 三点注射法,药量酌情增加,效果基本一致。外肌注射治疗肛裂时,因指诊引起肛门疼痛,则可在注药前于肛裂溃疡底部局麻,然后再按上法操作。

(四) 研究进展

几乎多种注射疗法均有不同程度的术后反应和并发症,如肛门坠胀疼痛、排尿不畅、大便带血、低热等,因此不能作为治疗痔的主流。这主要与药物性能、注射剂量、溶液浓度、操作手法、部位等有关。注射部位不当可引起疼痛。人们特别关注的严重并发症包括了继发性感染或继发性大出血、肛门和直肠狭窄等。这些并发症发生的原因大多可归因于诸如操作不当,注射方法掌握不正确,注射剂量、浓度不恰当等等,但多数继发感染可能与治疗方法的药物性质有一定关系。如坏死(枯痔)疗法本身就要求造成组织坏死,藉以发挥治疗作用,这就潜在地存在着继发出血之可能。硬化疗法虽不要求组织坏死,但潜在危险依然存在,因硬化与坏死之间没有不可逾越的鸿沟。丁泽民主任(1980 年)曾生动描述过自己的经验:"我们曾以矾黄消痔液做过注射治疗,取其枯痔坏死作用。近年来重制本剂,虽药相同,但浓度降低,发现对内痔治疗的原理和效果就不同,高浓度产生枯痔坏死作用,低浓度产生无菌性炎症、硬化萎缩作用"。因此,在进行硬化或坏死注射治疗时,了解和熟悉药物的性能、浓度、剂量与组织所起反应的关系是很必要的。我们应尽量设法减少并发症,选择治疗方法时也应结合患者的具体病情以及术者方面的技术条件加以适当考虑,以保证安全有效。

痔注射疗法的展望：目前痔注射疗法主要为坏死、硬化两类。这证明硬化、坏死注射疗法是当今的主流。但江苏省中医研究所研制的以改善局部血液循环为主要机制的"603消痔液"注射方法为寻求第三类注射方法作了新的探索。其他有关学者亦作过类似的尝试。如用胖大海、赤芍等制成无矾注射剂，通过理气，改善血液回流障碍，以求达到治疗目的；试用能量治疗内痔，其主要设想是以增强肛门直肠肌肉功能的能量代谢，来达到治疗痔核之目的。尽管这些尝试还不够成熟而有待进一步研究证实，但这种新思路对痔注射疗法在实践上、理论上均有一定的启迪作用。

四、内痔微创治疗的探索——悬吊术

（一）悬吊术概念

肛垫悬吊术指通过各种方法悬吊肛垫，这种方法不但对痔的治疗效果满意，而且可以最大限度地减少对直肠肛管解剖结构的破坏和保护直肠肛管生理功能。

（二）适应证

悬吊术的手术适应证为Ⅲ、Ⅳ期内痔及反复出血的Ⅱ期内痔（参照2005年中华医学会肛肠外科学会肛肠外科学组制定的有关PPH治疗痔病的暂行规范。）

（三）手术方法

1. 史仁杰等在注意保护肛垫和肛门上皮下剥离、切除痔组织至痔蒂部，对两侧创缘下的痔组织亦边注意保护肛垫边予潜行剥离切除。用可吸收缝线贯穿缝扎痔蒂部，继续用此缝线沿一侧黏膜创缘锁边至齿线部后转向对侧，锁边后回到痔蒂部，然后抽紧缝线打结，并固定在痔蒂部。

2. 郑雪平等以圆针带可吸收线从痔核一侧的顶端呈45°角斜向下紧贴肌层从齿线稍上方出针，再从原出针点进针仍呈45°角斜向上紧贴黏膜表面从原进针点出针，在此点收紧打结，剪去多余线头，同法平行相距0.5 cm可再贯穿一针。一般大的痔核3针，小的

1针即可。笔者认为埋入痔核的可吸收线的异物刺激作用可造成局部无菌性炎症,进而形成瘢痕增生闭塞出血的血管,并使下移、断裂的肛垫产生粘连、固定,从而消除痔的外脱症状。

3. 林国强等用两把组织钳分别钳夹同一轴线上齿线上 $2.5\sim3.0$ cm 和齿线上 1.0 cm 的直肠黏膜,将两组织钳牵拉靠近,再运用国家专利器械肛垫悬吊钳水平夹住两组织钳的全部直肠黏膜组织(包括部分内痔),然后缝扎,以达到悬吊肛垫的作用。

(四)我们的研究成果

我们将 2005 年 11 月至 2006 年 6 月在南京市中医院全国肛肠中心接受痔治疗的 60 例患者随机分为观察组和对照组两组,观察组应用悬吊埋线法治疗痔病,对照组应用常规的痔结扎切除术(即 Milligan-Morgan 术,M-M 术)。观察手术操作时间、术中出血量、术后出血量、疼痛指数、肛门水肿发生率、住院时间等手术相关指标,以及术后便血停止时间、术后半年随访结果的手术疗效指标。结果显示,观察组手术操作时间、术中出血量、术后出血量、疼痛指数、肛门水肿发生率、住院时间、术后便血停止时间较对照组显著降低($P<0.05$),术后半年治愈率两组差异无显著性($P>0.05$)。

本研究独创的悬吊埋线法不切除痔核本身,完全符合痔的"肛垫发病学说",其治疗痔的机理可能是:① 悬吊作用:向上的打结使组织上提,起局部悬吊的效应,有利于下移肛垫的提升。② 阻断部分血运作用:45°角的缝扎必然阻断痔核的部分血运,术中即可见被缝扎痔核呈发暗坏死状,术后 1 个月肛镜下复查原痔核区已萎缩平复。③ 埋线的异物刺激作用:埋线的异物可造成局部无菌性炎症,进而形成瘢痕增生,闭塞出血的血管,并使下移、断裂的肛垫产生粘连、固定,从而消除痔的外脱症状。埋线法是中西医结合的传统疗法之一,类似于以往枯痔钉的异物刺激的作用机制。

从本研究的结果可以看出,悬吊埋线法治疗痔具有和传统的痔结扎切除术同样的疗效,并且在手术操作时间、术中出血量、术后出血量、住院时间、疼痛指数、肛门水肿发生率等手术相关指标上均明显优于痔结扎切除术,符合微创化、无痛化、简约化的痔治疗国际潮流,具有广阔的临床应用前景。

五、吻合器痔上黏膜环切钉合术(PPH 术)

(一) 概述

吻合器痔上黏膜环切钉合术,又称 PPH 术(procedure for prolapse and hemorrhoids,以下简称 PPH),是基于痔病肛垫下移学说而发展形成的治疗痔病的微创手术,1998 年由意大利医生 Longo 教授首先提出并使用,2001 年初引进中国,目前已迅速得到认同并推广开来,成为临床治疗痔病的常规手术之一。其中心技术是通过吻合器切除齿线上 2~4 cm 处黏膜并进行吻合,使得肛垫向上移动,起到悬吊肛垫的作用,明显缓解脱垂症状。该术式具有创伤小、疼痛轻、恢复快的优点,由过去的以摧毁消除痔核本体为目的,改为消除症状为目的;由过去尽可能彻底地在解剖学上将痔切除的方法,改为通过手术将脱垂的肛垫复位,并在手术的过程中尽可能保留肛垫的结构,以达到术后不影响或尽可能少地影响精细控便能力的目的,同时通过悬吊、断流、减积的治疗原理达到治疗痔病的目的。

国外学者 Singe 认为 PPH 手术是一种安全、有效、可以在门诊于局部麻醉下开展的手术,而且术后恢复快,疼痛轻。国内学者傅传刚等认为 PPH 手术具有操作简单、术后并发症少、术后处理容易、恢复工作快的优点。目前国内外报道 PPH 手术近期效果良好,但对于其远期疗效还需进一步观察。其次,也有报道 PPH 手术还可能出现一些并发症。如 St. Mark 医院 Cheetham 随访 22 例 PPH 手术的病例,在 16 例随访超过 6 个月的患者中,有 5 例术后持续疼痛和排便障碍超过 1 个月,除 1 例患者发现有纤维上皮息肉外,余 4 例均未见异常。他们认为尽管这些现象的发生机理不清楚,但是需要重新评估这种手术的长期效果。

总之,PPH 术的出现是痔病手术治疗史上的里程碑式的革新,虽然目前公认其并不是治疗痔病的"金标准",但如若适应证选择恰当,加强规范操作,该术式依然不失为治疗环状脱垂性痔病的优良微创术式。

(二)治疗原理

PPH术基于痔病的肛垫下移学说,概括其治疗原理有以下4点:

1. 悬吊　PPH手术的实质是保留肛垫的完整性,通过特制的吻合器,在痔的上方环行切除直肠下端肠壁的黏膜和黏膜下组织,同时将远近端黏膜进行吻合,可缩短松弛的直肠黏膜,使脱垂的肛垫被向上悬吊和牵拉,恢复肛管黏膜与肛门括约肌之间的局部解剖关系,消除痔体脱垂的基本症状。

2. 断流　由于位于黏膜下层供给痔的动脉被同时切断,术后痔的血供减少,痔体在术后2周左右逐渐萎缩,可减轻粪块对黏膜的创伤性积压摩擦所致的影响,去除痔体出血的主要原因。

3. 能较好保留肛管黏膜层和肛垫解剖结构,恢复肛门的自制排便功能,协调内外括约肌活动,降低肛管内压力,避免了术后肛门狭窄、肛门失禁、精细控便障碍等并发症的发生。

4. 直肠黏膜与黏膜下层的切除和吻合位于齿线以上区域,此处感受神经极少,同时避免对肛管皮肤和黏膜层的外科损伤,可明显减轻术后肛门疼痛和不适。

(三)适应证

PPH术治疗痔病的适应证目前较为公认的是Ⅲ、Ⅳ期脱垂性内痔,或反复出血的Ⅱ期内痔。但我们认为在Ⅲ、Ⅳ期脱垂性内痔患者中,如若痔核过大,则选用PPH术应慎重。同时应注意,以肛门坠胀不适感为主症的患者,亦应慎用PPH术。

根据南京市中医院肛肠中心拟定的痔的分型诊断标准(见表4-3),我们总结认为PPH术的适应证应为P_{1-3}、E_{0-1}、C_{1-2}、S_{1-2}、F_2。

表 4-3 痔的分型诊断标准

症状	程		度	
P	(P_0)排便后无脱出	(P_1)排便后痔核轻度脱出肛外	(P_2)排便后痔核中度脱出肛外	(P_3)排便后痔核重度脱出肛外
E	(E_0)肛门外观见放射状皱襞,无异常高突;	(E_1)肛缘轻度突起肿物	(E_2)肛缘中度突起肿物	(E_3)肛缘重度突起肿物
C	(C_0)4个痔核以下,且分界清楚	(C_1)4个痔核以上,且分界清楚	(C_2)4个痔核以上,2个或2个以上形成一体	(C_3)4个痔核以下,且分界清楚
S	(S_0)无肿物脱出	(S_1)单个痔核小	(S_2)单个痔核中	(S_3)单个痔核大
F	(F_1)静脉曲张型:痔体位于齿线附近,为曲张的静脉丛,排便时易外翻于肛外,色暗红或青紫,隆起成椭圆形,质柔软,便后或休息后体积缩小	(F_2)黏膜肿起型:痔体跨齿线上下,质地柔软,黏膜隆起于肛内,表面充血,色鲜红,或伴有糜烂,触之易出血,黏膜松弛不明显,排便后无脱出症状,以出血为主症者多见	(F_3)合并血栓型:以上两种类型的痔伴有血栓形成,色暗红或青紫,质地较硬,触痛明显	(F_4)混合型:合并有静脉曲张和黏膜脱垂或合并有静脉曲张和黏膜肿起的痔,伴或不伴有血栓形成

P(prolapse,脱垂,即脱出的程度):以排便后脱出肛外距离齿线或肛缘的距离,可用尺子测量

E(external hemorrhoids,外痔):外痔的大小

C(cycle,环周度):痔核的个数,及占肛周的程度

S(size,大小):脱出肿物的大小(以直径表示)

F(feature,特征):肉眼观察的形态分型

(四)操作方法

1. 术前准备 术前禁食、禁水8小时,术前予以辉力灌肠液2支灌肠或肥皂水清洁灌肠,局部备皮清洁,麻醉采用鞍麻。

2. 操作过程

（1）患者鞍麻成功后，取侧卧位或截石位，用0.5％碘伏常规消毒术野皮肤，铺置无菌巾单，然后用1∶1 000洗必泰棉球消毒肛管及直肠下端黏膜。

（2）在痔核脱垂较少且黏膜外翻较轻微的三个点，用三把无创伤钳固定撑开，将涂有石蜡油的圆形肛管扩张器导入肛内，使痔脱垂或肛管黏膜脱垂部分复位并扩肛，然后退出肛管，套上套管后再次导入肛内，移去内栓，脱垂的黏膜落入套筒中。由于套筒是透明的，可以透过它观察到齿状线。用七号丝线于肛旁缝扎固定套筒。

（3）再次消毒齿线上方直肠黏膜，用缝扎器通过肛门扩张器的套筒插入肛门，使用2-0薇乔缝线，在距齿状线约3～4 cm的直肠黏膜处顺时针方向荷包缝合一圈，缝合的深度达黏膜下层。注意使进针点与出针点尽量靠近，避免形成黏膜桥。如严重的脱垂性内痔尚未完全复位，此时需通过套筒向肛内推挤黏膜，使其复位。对于脱垂特别严重的，可做双荷包缝合，第二个荷包的进针点选择在前一个荷包进针点的正对侧，两个荷包的间距一般在1 cm左右，并可根据脱垂情况进行调整。

（4）旋开圆形痔吻合器至最大位置，于其钉砧头部涂上石蜡油，导入吻合器并使其钉砧头深入至荷包线的上端，然后收紧荷包打结，在带线器的帮助下，将缝线的尾端从吻合器侧孔中拉出，将拖至吻合器处的缝线打结固定。将吻合器的头部完全导入肛管，一般到达钉砧头上显示的4 cm位置。适度牵拉荷包缝合线，将脱垂的黏膜层置入吻合器头部的空腔中，拉紧荷包的同时开始闭合吻合器，到达安全击发范围后（女性患者此时做阴道指诊，检查阴道后壁是否光滑，防止荷包过深或牵拉过度，导致直肠阴道膈进入切割范围），打开保险，一次性用力击发，切除空腔中的脱垂黏膜。击发后保持吻合器处于闭合状态至少20秒钟以上，以帮助止血。轻轻地旋开吻合器半圈，并从肛管中移出。取出切除的痔上黏膜环，检查标本是否呈完整的黏膜环及标本的宽度和厚度。

（5）检查吻合口是否完整，有无出血，如果有明显出血，可以用

3-0可吸收缝线分别于出血处吻合口上下缘行"8"字缝扎。查无出血后,用稀释的付肾盐水纱布纳肛。剪除套筒的肛旁缝扎固定线,取出套筒,无菌纱布外敷。术毕。

3. 术后处置　术后8小时开始进食,常规应用3天抗菌药物。每日便后温水坐浴,纳入太宁栓1枚。同时术后可适当服用润肠通便药物,保持大便通畅。

(五) 并发症的处理及预防

1. 吻合口出血　PPH术后吻合口出血是最常见的并发症,多发生于术后24小时以内。陈剑英等报道其发生率可在30%以上。主要原因为:① 术中止血不彻底;② 吻合口位置过低或痔核过大,术后患者用力排便时吻合钉脱落,导致黏膜出血;③ 吻合时吻合器旋钮旋转过紧,导致黏膜坏死并发出血,或旋钮旋转过松,导致吻合钉脱落,吻合口术后裂开出血。所以术中的彻底止血和术前适应证的选择至关重要,同时在吻合时吻合器旋钮的旋转应注意适当,不宜过紧或过松。术后若并发出血,应立即行彻底的缝合止血,并注意密切观察有无再次继发出血。

2. 尿潴留　尿潴留亦为PPH术后常见的并发症之一。据江从庆等报道,回顾性分析60例严重脱垂性痔病行吻合器痔上黏膜环切术患者中,术后发生尿潴留30例,达50%。术后疼痛的刺激或输液过多是引起尿潴留的主要因素,同时部分病人术后肛门内填塞止血纱布引起肛门坠胀不适的刺激也是引起术后尿潴留的原因之一。所以PPH术后不宜输液过多,同时术中肛门内止血纱布的填塞亦不应过紧。术后如发生尿潴留,可行导尿术。

3. 残留皮赘　PPH术后有部分患者发生皮赘残留,其原因有以下三点:① 对于内痔为主或黏膜脱垂为主的痔病,PPH术后效果较为理想,但对于外痔为主的,行PPH术后,常并发皮赘残留,效果较内痔为主的差;② 荷包缝合的黏膜下组织不够,达不到向下提拉所需要的程度,或荷包缝合不完整,缝合黏膜下组织深浅不均;③ 巨大的混合痔,尤其是伴有程度较重的黏膜脱垂者。所以在行

PPH 术时首先应注意适应证的选择,以外痔为主或痔核过于巨大的患者不宜行 PPH 术。如有皮赘残留的发生,局麻下切除即可。

4. 肛门坠胀感　PPH 术后肛门坠胀感的发生率明显高于传统的外切内扎术。其发生的原因可能与以下因素有关:① 吻合口发生炎性水肿;② 直肠功能性损伤;③ 直肠黏膜下神经结节侵犯;④ 吻合口位置偏低,或与钛钉过敏有关。术后对于发生肛门坠胀感的处理以对症处理为主,有报道术后应用抗生素或应用复方角菜酸酯栓可以减轻症状。

5. 吻合口狭窄　PPH 术后吻合口狭窄多发生在开展 PPH 时间不长、经验不足时。发生吻合口狭窄的原因可能与以下因素有关:① 吻合口位置过高,且荷包缝合时不在一个平面上。因为肛直环的上缘即直肠壶腹部,这一段是直肠最大的功能容积储备部,所以在这个位置吻合且不在一个平面比较容易发生狭窄。② 炎症:吻合口炎症是导致吻合口狭窄的最常见因素,尤其是质量较差的吻合器,容易出现吻合钉露头而不脱落,导致吻合口炎症,引起吻合口组织增生、变厚、痉挛,从而发生吻合口狭窄。③ 荷包缝合太深,将肠壁肌肉组织钉合过多引起狭窄。④ 术中发生吻合口出血行缝扎止血时,未能纵向缝合,横向缝合过多,引起吻合口狭窄。所以要避免吻合口狭窄,要做到"术中预防、术后复查"。术中应注意吻合口位置适当,钉合组织不宜过深,缝扎止血切忌不能过多的横型"8"缝扎,同时术后应注意观察,定期检查,早发现早处理。如术后发生吻合口狭窄,可作如下处理:① 早期狭窄吻合口组织尚未老化时,可用食指或直肠镜扩肛。② 狭窄严重时可行手术治疗,麻醉后打开狭窄环,并行纵切横缝术。③ 亦有报道行肠镜下气囊扩开术治疗吻合口狭窄。

6. 直肠阴道瘘　直肠阴道瘘是 PPH 术后较为少见但相对严重的并发症。其发生的原因主要有:① 荷包缝合过深导致直肠全层被切除;② 闭合吻合器前部分阴道后壁被牵拉到吻合器内,导致阴道壁损伤;③ 吻合口感染。临床医师在行 PPH 时应尽可能地避免直肠阴道瘘的发生,所以术中应注意荷包缝合不宜过深,尤其在女性直肠内前侧做荷包时应特别注意；同时应注意，在吻合器击发前应做阴道检查，避免阴道后壁被牵拉到吻合器内。

（六）手术关键及注意事项

1. 适应证的选择是手术成功的关键　PPH手术能否成功，能否取得较好的患者满意度，适应证的正确把握至关重要。意大利学者Longo教授在创立PPH术式时是基于痔病的肛垫下移发病学说理论的，所以PPH的适应证中痔核黏膜松弛脱垂是必需的。2002年在全国吻合器痔上黏膜钉合术学术研讨会上，专家们一致认为PPH的适应证是Ⅲ、Ⅳ期脱垂性内痔，或反复出血的Ⅱ期内痔。这提示我们，PPH的适应证一定是以内痔为主的痔病，而以结缔组织性外痔、静脉曲张型痔、炎性外痔、血栓性外痔、嵌顿痔为主的痔病并非PPH所宜。同时，南京市中医院肛肠科专家通过大量的临床实践认为，Ⅲ、Ⅳ期脱垂性内痔中，若痔核过于巨大，亦非PPH所适宜。只有严格按照适应证标准选择病人行PPH术，方可最大程度地体现PPH术的微创优势，否则易导致手术失败、痔病复发，亦可增加相关并发症的发生率。

对于是否可以运用PPH合并相关手术治疗相对复杂的痔病，目前尚存在争议。绝大部分欧美学者对此持坚决否定的态度，而不少国内学者则认为PPH合并相关手术治疗重度痔病临床上有效可行。我们认为，只要不过度增加手术创伤，能体现痔病的微创化治疗原则，PPH合并一些简单术式治疗复杂性或重度痔病是完全可行的。

2. 荷包缝合的方法和位置选择是决定手术疗效优劣的关键　PPH手术过程中，黏膜下荷包缝合是核心步骤，而荷包缝合的方法和位置的高低乃是重中之重，它将直接影响到黏膜环切的完整性、切割肠壁的深浅、切割黏膜的多少、切割线的高度和肛垫提吊的效果。目前临床医师荷包缝合的方式不甚规范，有使用单荷包、双荷包和双半荷包缝合加前后牵引的"四点牵引法"等。我们认为PPH术中，荷包缝合的目的是将痔上黏膜牵入钉仓内行切除吻合，切除的痔上黏膜的深浅、多少是与痔核的大小密切相关的，所以应根据患者痔病的脱垂程度、痔核的大小不同选择合适的荷包缝合方法。

至于荷包缝合的位置高低,国内外学者亦有不同见解。欧美学者大部分认为应将吻合口放在齿线上 5 cm 处为宜,而国内学者则认为吻合口应在齿线上 2～3 cm 为好,在悬吊肛垫的同时,亦起到对痔核的"减积"作用。我们通过临床实践亦认为吻合口位置不宜过高,否则会影响手术效果,导致复发率增加。当然,吻合口位置亦不可过低,否则患者肛门坠胀不适及急便感会显著增加。

3. 术前和患者的充分沟通是避免医患纠纷发生的关键　PPH 术在我国开展亦有 10 余年时间,作为一种新兴的痔病的微创治疗技术,已使数以万计的痔病患者受益。但在这 10 余年间,发生的与 PPH 相关的医疗纠纷亦不在少数,某些医疗纠纷甚至使临床医师不能继续正常工作。我们认为术前和患者的充分沟通和告知,是避免医患纠纷发生的关键。众所周知,PPH 吻合器价格较为昂贵,加之某些患者对于其治疗痔病的期望值极高,这就为医患纠纷埋下了隐患。临床医师必须在术前充分告知患者其治疗的原理、适应证及相关并发症,得到患者的充分理解和认可后方可手术。同时手术时更应谨小慎微,严格按照规范化流程去操作,使术后并发症的发生率降至最低。即便发生并发症,亦应尽早处理,使其对患者的损伤程度降至最低。

4. 术中细节上的注意是减少并发症的关键　PPH 术的术后并发症相对较多,有些甚至是较为严重的并发症。如何减少并发症的发生是每个肛肠外科医师应该极为注意的问题。我们认为在术中某些细节上的注意是减少术后并发症的关键所在。① 荷包缝合时,避免反复进出针,减少血肿的发生,从而降低术后因血肿引起的疼痛不适的发生率。② 荷包缝合的位置高低因适当,位置过低,易导致术后肛门坠胀不适感增加。③ 在吻合器操作中,收紧吻合器时需同时收紧缝线,防止吻合切除的直肠黏膜不完整;旋转收紧吻合器时应在安全窗标线内;击发吻合器时,应保持吻合器纵轴与直肠纵轴一致;击发后保持吻合器处于闭合状态至少 20 秒以上,以帮助止血;在取出吻合器前,应先逆行旋转半圈后再取出,不可强行取出,防止撕裂吻合口。④ 女性患者在吻合器击发前应做阴道检查。

⑤ 术中击发吻合器后应彻底止血。⑥ 尽量减少皮赘的残留。

附：相关综述

PPH 术后并发症的研究进展

陈艳妮　江　滨

Longo 于 1998 年提出吻合器痔上黏膜环形切除钉合术（procedure for prolapse and hemorrhoids，PPH）概念。2000 年 6 月，姚礼庆教授完成国内首例 PPH 手术。基于痔的现代概念：当黏膜下层的血管因调节障碍发生淤血或肛垫的支撑组织 Parks 韧带和 Treitzs 肌发生断裂时，肛垫下移，肛垫即为痔。PPH 是通过环形切除齿状线上方直肠黏膜，使肛垫上移，阻断痔血供，控制出血症状及使残留部分痔术后萎缩，以达到治愈痔的目的。

1. PPH 术后常见并发症

Ravo 等报道了意大利 12 个直肠病治疗中心 PPH 术后常见并发症约为 15%（164/1 107），剧痛占 5%、出血占 4.2%、血栓形成占 2.3%、尿潴留占 1.5%、吻合口裂开占 0.5%、肛裂占 0.2%。国内五家医院对 251 例 Ⅲ～Ⅳ 期痔研究显示：尿潴留占 36.2%，肛门痛占 41.04%，便血占 15.15%，下肢不适占 4.37%，排便困难占 2.61%。Molloy 等报道 1 例盆腔感染，术中未发现吻合口漏存在，可能是原直肠存在炎症或感染，直肠黏膜由于吻合钉紧密封闭后感染向盆腔扩散所致。武汉大学中南医院肛肠外科钱群报道，PPH 术中出现严重迷走神经反射，常见的临床表现为术中收紧荷包、牵拉黏膜、收紧吻合器及击发时下腹部痉挛性疼痛、烦躁、恶心、呕吐。国内傅传刚报道，2000 年 7 月至 2001 年底，全国已行 PPH 术约 1800 例，有少数患者发生一些比较严重的并发症：术后吻合口大出血、手术失败、肛旁感染。从以上可看出，PPH 术在应用过程中仍存在较多的并发症，如便血、肛门痛、尿潴留、肛门不适、排便困难、出血、血栓形成、吻合口开裂、肛裂、下肢不适、排便困难、术后吻合口大出血、肛旁感染、盆腔感染。

2. PPH 术后与传统方法术后近期并发症的比较

Racalbuto 等报道,PPH 与 Milligan - Morgan(MMH)手术各 50 例比较显示:PPH 疼痛较轻(止痛药片均数:2.60:15.9)和更快的恢复正常活动(天数:8.04:16.9)。Mehigan 等报道采用 PPH 治疗的,术后症状控制满意者占 85%,而 MMH 痔切除术占 75%。自 PPH 手术开展至今,国内 4 宗病例数较多的 PPH 与 MMH 术的对照研究中,在对比手术时间、疼痛指数、注射止痛频率、住院时间、恢复工作时间及术后并发症发生率方面,显示 PPH 优于 MMH 组。Schmidt 等报道 PPH 术与传统手术治疗的同类患者各 80 例进行比较,PPH 并发症发生率为 4%,而传统手术则为 11%。Cheethamb 报道 PPH 术后里急后重发生率为 31%,他认为是吻合环刺激括约肌痉挛引起。HO 等将 119 例脱垂痔随机分为传统的开放式电切电凝(diathermy,DT)组 62 例、PPH 组 57 例,术前行失禁评分、肛门直肠测压、直肠腔内超声。术后 3 个月复查,再次评估疼痛指数、止痛药需求、生活质量、治疗费用等。结果显示:DT 痔切除手术时间较吻合器短,两组住院时间相同。DT 在术后 2 周内排便时疼痛指数高于 PPH 组,止痛药物的需求量在 6 周内多于 PPH 组。即近期疗效 PPH 组有优势,而对远期效果和远期并发症未能作评估。

3. PPH 术后与传统痔切除术后远期并发症的比较

Pavlidis 等将 80 例患者随机分为两组,术后随访超过 2 年,PPH 组 95%的患者对术后症状控制满意,而 MMH 痔切除术治疗组满意率为 89%。Ebert 等对 214 例 MMH 术后患者进行了 54 个月的随访,68%的患者无明显的症状。在一些对 PPH 术后比较乐观的报道之后,近年来出现了并不乐观的报道,38%的患者 PPH 术后出现直肠阴道瘘,致命的盆腔感染而且在 19 个月未得到明显改善。Pescatori 和 Aigner 对 PPH 应用 10 年来的回顾性调查表明,直肠狭窄与盆腔严重感染需要转流造口的发生几率比传统痔切除术更常见。然而,传统痔切除术所引起的严重并发症并不需要转流造口。

因为出现慢性肛门痛、出血和痔脱垂等术后并发症,PPH 术后一年的再手术几率据报道可达 11%,且对Ⅳ期痔的治疗上有更高的复发率。直肠痛通常为难治的钝痛,并且伴有尿急感,可能是因为吻合口周围纤维化影响到直肠壶腹的植物神经末梢。最近,Jayaraman 和 Colquhoun 在荟萃性分析中肯定 PPH 术后会带来较高的再手术率(OR=2.3);与传统痔切除术比,其唯一优点为减少疼痛。因此,传统痔切除术仍然为治疗痔的选择方式。

在大样本的回顾性调查中,PPH 术后所引起的威胁生命的严重并发症的发生率可高达 1/1 200。通常,由 PPH 引起的脓毒血症是很少见的,然而,一些学者报道有诸如脓肿、瘘管和腹膜后脓毒血症的并发症。通过腔内超声证实 PPH 术对肛门括约肌的损害与传统痔切除相似。研究表明,PPH 术后有 23%的患者出现尿急和排便次数增多,也有 5%的患者出现排便困难和大便不净感。Cheetham 也有类似报道。2004 年 Nisar 等在一次荟萃性分析中强调,PPH 存在潜在的毁损性的并发症,并认为传统痔切除术是痔治疗的金标准。

4. PPH 术存在的问题及展望

分析 PPH 术治疗现状,需要重视下列问题:(1) PPH 适应证窄。用于严重的环状脱垂内痔,同时要排除结直肠其他疾病。中华医学会外科学会外科学组有关 PPH 治疗痔病的暂行规范规定:PPH 的适应证是环状脱垂的Ⅲ、Ⅳ期内痔,反复出血的Ⅱ期内痔。(2) 严重并发症的防治。PPH 术操作简单,易于掌握,但在应用过程中仍存在较多的并发症,如出血、疼痛、尿潴留、感染、直肠阴道漏等。此外,严重的大出血致失血性休克等也有报道。严重并发症尽管为个别现象,但应引起足够的重视。(3) 医疗费用高。国外的研究表明,由于 PPH 术后痔和痔症状的复发,其再手术率较传统术式高,从而增加了医疗费用,且 PPH 术式本身医疗费用较传统术式高。(4) PPH 术远期疗效有待证实。Longo 认为 PPH 的优点在于:没有破坏肛门的正常结构,患者痛苦较轻,手术做完后创口恢复只要 3~4 天。而 Greco 和 Hzboubi 近期研究表明，由于慢性炎症和纤维化肛垫已失去了作用，即使通过 PPH 将肛垫上移，也丧失了其肛垫作用和肛门控便能力。总之，对 PPH 术后并发症的近远期研究表明，不适当地应用 PPH 将会导致严重的术后并发症及较高复发率。PPH 术式的理论依据还需通过长期的临床观察来验证，因此，PPH 术式的优势还有待长期随访和大样本多中心的随机对照研究去评判。

六、选择性痔上黏膜切除吻合术（TST 术）

（一）概述

选择性痔上粘膜切除吻合术（Tissue - Selecting Therapy stapler，简称 TST）是一种新的治疗脱垂性痔病的手术方法。

自 1998 年，意大利学者 Longo 首次报道应用吻合器痔环切术（procedure for prolapse and hemorrhoids，PPH）治疗脱垂性痔以来，PPH 术因其手术方法符合肛门部解剖生理、操作简单、手术时间短、术后疼痛少、病人恢复快等优点而在国际上得到了广泛应用。但在临床实践中 PPH 术亦存在一些问题：① 存在一定的并发症，包括术后出血、残留皮赘、术后疼痛、肛管感染、里急后重、术后尿潴留等。② 在治疗非环形脱垂性痔的时候，PPH 术在环形切除痔上黏膜的同时，亦切除了部分无痔区的痔上黏膜，扩大了创伤，加重了患者的痛苦，同时亦增加了并发症发生的几率。③ PPH 术时，临床医师荷包缝合方式不规范。黏膜下荷包缝合是 PPH 术的核心步骤，它将直接影响到黏膜环切割的完整性、切割肠壁的深浅、切割黏膜的多少、切割线的高度和肛垫提吊的效果。临床中还有使用双荷包和双半荷包缝合加前后牵引的"四点牵引法"。

TST 术则是对 PPH 术的改良，在悬吊脱垂肛垫的同时，最大限度地保留了黏膜桥，降低了术后并发出血和肛门狭窄的发生几率。同时该术式可以根据痔核的数量，调节切除吻合痔上黏膜的范围，切除部分痔核顶端组织，使手术更符合人体生理结构的特点，减少手术创伤，减轻病患痛苦,缩短治疗时间,顺应现代手术微创化要求。

(二)治疗原理

TST术的治疗原理基于肛垫下移学说的理论和中医分段齿形结扎疗法的理论,对母痔区的痔上黏膜及部分痔体进行分段切除吻合,使得下移的肛垫得以上提,在保留了肛管直肠齿线附近黏膜及肛垫的完整性的同时,亦保留了正常的黏膜桥,最大限度维护了肛门精细的感觉和舒缩功能,体现了微创的思想。同时该术式改变了以往PPH手术常用的荷包缝合方法,取而代之的是将痔上黏膜及部分痔核顶端组织采用"点牵入"的方法拉入钉仓进行吻合切除,亦起到了对痔核"减积"的作用,有利于调节肛垫动静脉的血流,减轻脱出的症状。

与分段齿形结扎术相比,TST遵循分段齿形结扎的将肛管皮桥与黏膜桥保留在痔核自然凹陷处,并呈较均匀地分布这一有效防止肛门狭窄的措施,将所有痔核一次性吻合,简化了分段齿形结扎手术的操作过程,同时减轻了患者的痛苦,可视为分段齿形结扎术的进一步延伸,是分段齿形结扎术的升级,操作更简便,痛苦更小,患者痊愈时间短,术后并发症更少。

与PPH术相比,TST术也是基于肛垫下移学说,但是它根据对肛门镜的改良,有效地解决了非环状痔环形切除的弊端,术中只对有症状和体征的母痔区的痔上黏膜和部分痔体进行切除吻合,而其余正常组织我们可以利用肛门镜进行有效的保护,从而避免了由于切除范围较大而出现的术后肛门疼痛、肛门坠胀、大便不畅等PPH常见的并发症。

可以说TST术是传统优势与现代技术、祖国医学和现代医学的完美结合的有益探索。

(三)适应证

TST术主要适用于非环形脱垂性痔病,以脱出为主症,伴有便血症状亦为适用。根据南京市中医院肛肠中心拟定的痔的分型诊断标准(见表4-3),我们总结认为TST术的适应证为:P_{1-3}、E_{0-1}、C_{0-1}、S_{1-2}、F_2。

(四) 操作方法

1. 术前准备 术前禁食禁水8小时,术前予以辉力灌肠液2支灌肠或肥皂水清洁灌肠,局部备皮清洁,麻醉采用鞍麻。

2. 操作过程

① 患者鞍麻成功后,侧卧于手术台上,用0.5%碘伏常规消毒术野皮肤,铺置无菌巾单,然后用1:1000洗必泰棉球消毒肛管及直肠下端黏膜。

② 观察痔核:观察痔核的形态、数目和大小,选择适合的肛门镜。如痔核以一侧为主,选择单开口肛门镜;如以两侧为主,则选择两开口肛门镜;如痔核在三个或以上,则选择三开口肛门镜。充分扩肛可容三横指后,将表面涂有液体石蜡油的肛门镜插入肛门,拔除内筒后,充分显露痔上黏膜,助手用手协助固定肛门镜。

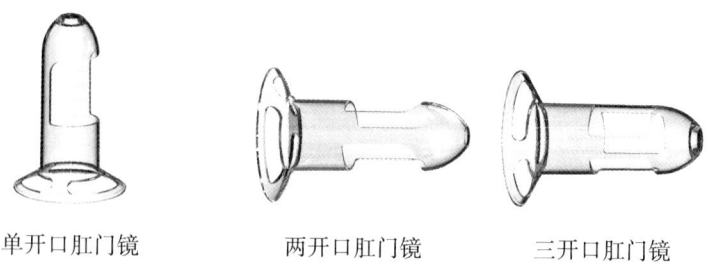

单开口肛门镜　　两开口肛门镜　　三开口肛门镜

图4-3　TST所用的肛门镜

③ 分段式荷包缝合或点线牵引:旋转肛门镜,使拟切闭的痔上黏膜位于开环式的窗口内。若痔核个数为一个或位于一侧,可在视窗内行黏膜下缝合引线牵引;若痔核个数为两个,则可在视窗分别进行两点黏膜下缝合引线牵引;若痔核个数在三个及其以上,则作分段式荷包缝合。

④ 使用一次性吻合器行分段黏膜切除:旋转一次性痔吻合器的尾翼,待吻合器的头部与本体完全松开后,将吻合器的头部插入直肠内,将分段荷包线收入中心杆,将荷包线或点线通过缝线导出杆将缝线自吻合器本体的侧孔导出,持续牵引,旋紧痔环形吻合器的尾翼,击发,完成切割和吻合。固定吻合器本体等待20秒后,反

向旋松尾翼半圈,将吻合器拔出。

⑤ 止血:仔细观察,对于吻合处的动脉性出血,使用2-0薇乔缝线缝扎止血,充分止血后,拔除肛门镜,在肛管内留置止血海绵后结束手术。

⑥ 术后将切除的黏膜组织做病理检查。

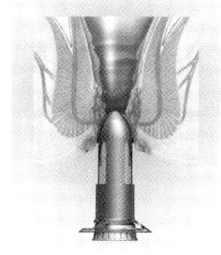 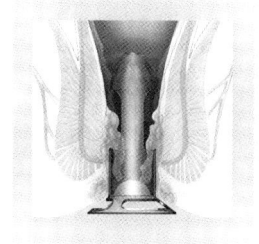 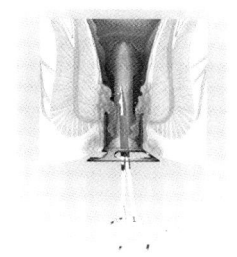

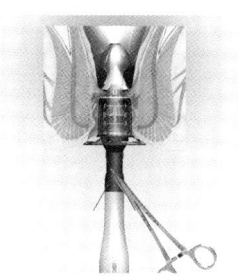 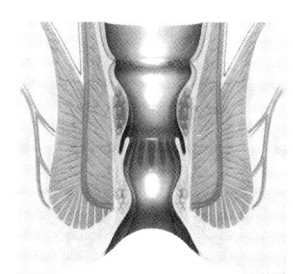

图4-4 TST手术操作过程图示

3. 术后处置 术后8小时开始进食,常规应用二天抗菌药物。每日便后温水坐浴,纳入太宁栓1枚。同时术后可适当服用润肠通便药物,保持大便通畅。

(五)并发症

1. 肛门坠胀 TST术后有少数患者出现肛门坠胀不适,可能与吻合口过低、钛钉刺激有关,亦有可能与患者主观心理因素有关。所以TST术吻合口不宜过低,同时术前亦应把握好适应证的选择,做好术前评估。

2. 出血 TST术同PPH术一样,术后亦有并发出血的可能。

绝大多数并发术后出血的患者，主要是吻合口出血，表现为渗血或搏动性出血。所以术中吻合器击发后，应仔细观察吻合口有无渗血或搏动性出血，如有，则应仔细缝扎止血。

（六）手术关键及注意事项

1. 肛门镜的放置　放置肛门镜前要充分扩肛至四指，并用石蜡油涂擦肛门镜，插入肛门镜时根据肛直角先是朝尾骨方向，后朝肚脐方向才能顺利插入肛门。在放置过程中一定要做到动作轻柔，顺应肛管的生理方向，避免在此过程中损伤正常的黏膜组织及母痔区组织，造成术后患者出现不同程度的疼痛和肛缘水肿。另外，由于本术式使用的肛门镜较 PPH 较长，且肛门镜前端密封，故不需要专门固定，只需助手用手固定。在手术过程中助手一定要固定好肛门镜，避免肛门镜移位，尤其是在吻合过程中。

2. 荷包的做法　TST 术改变了以往 PPH 手术常用的荷包缝合方法，取而代之的是将痔上黏膜及部分痔核顶端组织采用"点牵入"的方法拉入钉仓进行吻合切除，我们将其称为分段性荷包缝合或点线牵引。缝合位置应在齿状线上 3~4 cm，根据患者直肠黏膜松弛程度决定上下位置，一般距视窗下缘 2 cm 为宜。在临床使用中，对于母痔区痔核较大、脱垂严重的荷包，位置可以相应偏下，可以带一部分痔核组织，以起到更大程度的悬吊作用。对各母痔区做完荷包后，可将各区的荷包线打结，以便吻合时各点受力均匀，防止荷包线撕脱黏膜。

3. 吻合口的处理　TST 术只是针对母痔区的痔上黏膜及部分痔体进行切除吻合，但是术中使用的吻合器却和 PPH 术的一样，所以吻合以后吻合钉还是环形的，只是各母痔区区间的吻合钉是悬空的，这就出现了各吻合口之间的搭桥问题，我们将此种现象称为"猫耳朵"现象。临床操作时可用组织剪将搭桥剪断，并用 7 号丝线将各吻合口两端进行结扎，以防止术后继发性出血。

附：相关研究进展

TST 术为南京市中医院肛肠科王业皇教授首创，所以我们在国内率先开展了该项手术。现将近年研究观察成果报告如下：

材料与方法

（一）一般资料

选自 2008 年 8～12 月期间，在南京市中医院（全国中医肛肠专科医疗中心）住院的Ⅲ、Ⅳ期痔病患者（痔核个数为 2 个或 2 个以上），在患者自愿参加本次研究并签署知情同意书的基础上，选择 30 例纳入治疗组（TST 组），其中男性 14 例、女性 16 例；同时从同期在本院住院、符合纳入标准，并行 M-M 术或 PPH 术的Ⅲ、Ⅳ期 405 例痔病患者中，随机抽取对照组 A（M-M 组）30 例，其中男性 10 例、女性 20 例；对照组 B（PPH 组）30 例，其中男性 14 例、女 16 例。

年龄：本资料中患者年龄为 21～75 岁，治疗组平均年龄为 50.50 ± 11.94 岁；对照组 A 平均年龄为 48.17 ± 11.21 岁；对照组 B 平均年龄为 55.23 ± 10.05 岁。

痔病分期：本资料中Ⅲ期痔病 48 例，Ⅳ期痔病 42 例。其中治疗组的Ⅲ、Ⅳ期分别为 18、12 例；对照组 A 的Ⅲ、Ⅳ期分别为 16、14 例；对照组 B 的Ⅲ、Ⅳ期分别为 14、16 例。

（二）治疗方法

治疗组采用 TST 术，器械用开环式微创痔吻合器（由苏州天臣国际医疗科技有限公司提供），该术式的创新之处在于根据痔核的位置和数量制定两开口或三开口的肛门镜；对照组 A 采用外切内扎术（M-M 术），对照 B 采用 PPH 术（器械由常州海达公司提供）。

1. 治疗组（TST 组）操作方法

（1）观察痔核：根据痔核的形态、数目和大小，选择适合的肛门镜：以两侧为主的痔核用两开口肛门镜；三个及其以上痔核选用三开口肛门镜。充分扩肛，插入肛门镜，拔除内筒后，显露痔上黏膜，助手用手协助固定肛门镜。

（2）分段性荷包缝合或点线牵引：旋转肛门镜，使拟切闭的痔上黏膜位于开环式的窗口内。两个痔核可分别进行两点黏膜下缝合引线牵引，三个及其以上痔核，则可作分段性荷包缝合。

(3) 使用吻合器行分段黏膜切除：旋转一次性痔吻合器的尾翼，待吻合器的头部与本体完全松开后，将吻合器的头部插入直肠内，将分段荷包线收入中心杆，将荷包线或点线通过缝线导出杆将缝线自吻合器本体的侧孔导出，持续牵引，旋紧痔环形吻合器的尾翼，打开机身保险，击发，完成切割和吻合。固定吻合器本体等待20秒后，反向旋松尾翼半圈，将吻合器拔出。

(4) 若两个吻合口间有搭桥，可在中间直接剪断，若有出血，则行缝扎止血。

2. 对照组A(M-M术组)、对照组B(PPH组)手术操作　略。

(三) 观察指标

观察手术用时、出血及术中出现的其他事件；术后出血、脱垂、疼痛、水肿、二便及肛门功能和住院时间等。

(四) 疗效评定标准

1. 疗效指标及分值

(1) 出血：① 无出血，记0分；② 轻度：一次出血量＜5 mL，记1分；③ 中度：一次出血量≥5 mL，而＜10 mL，记2分；④ 重度：一次出血量≥10 mL，记3分。

(2) 脱垂：① 无脱垂，记0分；② 轻度：便时肛内有肿物脱垂，便后可自行纳入，记1分；③ 中度：便时肛内有肿物脱垂，需手法复位，记2分；④ 重度：除便时肛内有肿物脱垂以外，在行走或增加腹压（如咳嗽等）活动时也有肛内肿物脱垂，需手法复位，记3分。

2. 并发症指标及分值

(1) 疼痛评分：① 术后创面完全不痛，排便、换药时亦无疼痛，记0分。② 术后创面基本不痛，排便、换药时稍有不适感，记2分。③ 术后创面偶感疼痛，排便、换药时疼痛不明显，不必处理，记4分。④ 术后创面时感疼痛，排便、换药时疼痛明显，需服一般镇痛药，记6分。⑤ 术后创面疼痛较重，有明显痛苦表情，需用杜冷丁、吗啡等药方能止痛，记8分。

(2) 肛门功能：① 大便失禁：肛门对肠液、肠气、稀便不能控制或污染内裤，甚至对成形大便不能控制。② 肛门狭窄：用肛门口径测量器测量。Ⅰ度：1.5~2.0 cm；Ⅱ度：<1.5 cm。

(3) 排尿情况：① 自行排出，记 0 分。② 排尿困难，不需导尿，记 1 分。③ 排尿困难，需导尿，记 2 分。

(4) 水肿情况：① 创面无水肿，记 0 分。② 创面水肿≤肛周 1/4 圈，记 1 分。③ 创面水肿＞肛周 1/4 圈，而≤1/2 圈，记 2 分。④ 创面水肿＞肛周 1/2 圈，记 3 分。

(5) 排便情况：① 大便通畅，自行排便，记 0 分。② 大便欠畅，无需药物助便，记 1 分。③ 大便不畅，干结难解，努挣方能解出，或借助药物排便，记 2 分。

3. 其他指标

(1) 手术时间：以分钟为单位。(2) 术中出血量：以毫升为单位。(3) 住院时间：以天为单位。

4. 疗效判断标准　以痔病主症（出血和脱垂）改善情况为评价标准：(1) 痊愈：症状或体征完全消失。(2) 显效：症状或体征明显改善，症状积分消失率≥70%。(3) 有效：症状或体征改善，症状积分消失率≥50%，而<70%。(4) 无效：症状或体征改善不明显，症状积分消失率<50%。

5. 疗效观察时间　所有治疗病例均观察 2 周，出血、脱垂每 3 天及手术当日各记录一次，共 5 次，取 5 次的平均值作为计算住院期间疗效的统计结果。随访 90 天，记录术后第 30、60、90 天的出血、脱垂、排便指标分值，取三次的平均值作为计算疗效的统计结果；术后肛门疼痛和排尿情况取术后第一天分值进行统计；肛门水肿取术后第三天分值进行统计。

(五) 统计学方法

计量资料统计采用方差分析（q 检验——Student-Newman-Keuls 法），计数资料的统计采用卡方检验，$P<0.05$ 为有统计学差异。所有统计过程在 SPSS 11.5 中处理。

结 果

治疗组脱垂、出血近期消失率均为100%,术后三个月显愈率分别是100%、93.33%;对照组A近期显愈率分别为100%、90.00%,术后三个月显愈率均为96.67%;对照组B近期显愈率分别为93.33%、100%,术后三个月显愈率分别为93.33%、90.00%。经统计分析,三组脱垂、止血疗效相似。

治疗组、对照组A术后无肛门失禁和狭窄发生。对照组B术后无肛门失禁发生,Ⅱ度狭窄1例。

其他观察指标见下:

手术用时(分钟)、住院时间(天)比较

组 别	病例数	手术用时总和	平均手术用时 ±S	住院时间	平均住院时间 $\bar{x} \pm S$
治疗组	30	795	26.50±4.38	7~13	9.57±1.81
对照组A	30	1340	44.33±10.89	8~26	13.53±5.36
对照组B	0	1170	39.00±8.14	8~25	12.33±3.58

经方差分析(SNK法)三组两两比较,治疗组住院时间和两个对照组比较有统计学意义($P<0.05$)。

术中出血情况(毫升)比较

组 别	病例数	出血总量	平均出血量 $\bar{x} \pm S$
治疗组	30	34	1.13±2.61
对照组A	30	338	11.27±8.83
对照组B	30	97	3.23±6.91

经方差分析(SNK法)三组两两比较,治疗组的术中出血量和对照组A比较有统计学意义($P<0.05$)。

术后第一天创面疼痛、术后第三天肛门水肿积分比较

组 别	病例数	水肿总积分	平均积分 $\bar{x} \pm S$	疼痛总积分	平均积分 $\bar{x} \pm S$
治疗组	30	5	0.17 ± 0.46	64	2.13 ± 2.57
对照组A	30	26	0.87 ± 1.04	146	4.87 ± 1.63
对照组B	30	11	0.37 ± 0.76	88	2.93 ± 2.77

经方差分析(SNK法)三组两两比较,认为治疗组的疼痛、水肿积分和对照组A比有统计学意义($P<0.05$),治疗组与对照组B比较,无统计学意义($P>0.05$)。

排尿、排便情况比较

组 别	病例数	排尿积分	平均积分 $\bar{x} \pm S$	排便情况总积分	平均积分 $\bar{x} \pm S$
治疗组	30	11	0.37 ± 0.67	2	0.08 ± 0.21
对照组A	30	24	0.80 ± 0.92	4	0.12 ± 0.26
对照组B	30	16	0.53 ± 0.82	6	0.19 ± 0.44

经方差分析(SNK法)三组两两比较,三组间无统计学意义($P>0.05$)。

讨 论

(一) TST术的作用机理

由于痔病是肛垫下移而成,肛垫本身是人体正常解剖结构,故治疗应该抓住痔病出血和脱垂两大症状的改善为目的,而非将肛垫切除。本术式是通过选择性切除痔上黏膜,悬吊肛垫而达到治疗目的。

我们在临床中发现,脱垂性痔病虽属比较晚期的痔病,但从痔核个数及分布来看,一圈均有痔核或很均匀脱出一圈比例并不高,采用开环式选择性切除吻合术,既吸收了中医分段切除保留黏膜桥的长处,又保留了PPH悬吊肛垫的优点,是传统优势与现代技术的完美结合的有益探索。

(二)TST术的优点

(1)运用特制的肛门镜形成开环式的窗口,只暴露有痔区的痔上黏膜,使得切除病灶定位准确,从而能进行针对性的切除吻合。

(2)保留了部分黏膜桥,减少了钛钉的数量,避免环形瘢痕的产生,减轻了术后的坠胀不适感,并可有效地预防肛门狭窄。

(3)开环式的肛门镜设计合理,长度适中,置入肛门后无需缝扎固定,不影响对黏膜切除的调节;又因肛镜上端有圆弧形撑开器遮挡,可防肠内容物对术野的污染,使术野暴露更加清楚;因不需做环形荷包,操作较PPH更加方便。

(三)结论

(1)TST术对痔病脱垂、出血症状的治疗效果和M-M术、PPH术相似。手术所需时间相对较短,术后恢复时间较快,术后肛门疼痛轻,术中出血较少,术后不易发生肛门水肿。

(2)TST术对于以非环状脱垂的痔病患者,尤其是Ⅲ、Ⅳ期痔,是一种比较理想的治疗方法。

(3)对环形痔病及远期疗效值得进一步研究。

七、超声多普勒引导下痔动脉结扎术(DG-HAL术)

(一)概述

超声多普勒引导下痔动脉结扎术(Doppler-guided hemorrhoid artery ligation,简称DG-HAL)是一种集超声波探查、缝扎手术为一体的诊疗痔病的新技术。

早在1995年,日本学者Morinaga等就报道了一种利用带有超声多普勒探头的直肠镜结合超声多普勒血流流量仪进行的痔动脉结扎术。该术式利用一种特别设计的带多普勒探头的肛门镜识别痔动脉,并准确缝扎痔动脉治疗痔病,利用该技术治疗痔病取得了较好的结果。随后匈牙利、德国、意大利、俄罗斯等国相继研发出用于痔动脉结扎术的超声多普勒诊断治疗仪而推动了这一新技术的广泛开展。目前全球在欧洲各国、澳洲、日本、美国以及墨西哥等地区有约接近一万名痔病患者接受了这一新技术治疗。

该技术作为一种简便、安全、有效和低侵袭性微创外科治疗手段,在日本、欧美等发达国家取得了成功,获得了比较满意的疗效。近年来,国内结合传统中医疗法,围绕DG-HAL术也作了一些研究,取得了一些临床资料。如秦澎湃等报道应用DG-HAL术治疗22例痔患者,21例症状消失,1例明显好转,无肛瘘、肛门狭窄或失禁发生。闻巍报道利用DG-HAL术治疗40例内痔,平均手术时间26.5分钟,术后平均住院时间1.15天,术后平均恢复工作时间2.15天,94.2%的患者对手术效果满意,随访2周至3个月,无复发和大便失禁。王业皇等利用DG-HAL术治疗31例痔病,治愈20例(64.5%),出血症状消失率达96.9%,脱出症状消失率达52.6%。

(二)治疗原理

DG-HAL术与传统结扎疗法有相似之处,但创伤更小,定位更准确,阻断血流更直接。作用机理主要有以下几个方面:

1. 由超声多普勒引导,准确定位痔动脉,并结扎动脉血管,减少进入内痔的血液。由于没有损及静脉回流,所以流入/流出比值将会同时降低。这样,痔核将会萎缩,达到治疗出血症状的目的。

2. 随着张力的降低,结缔组织同时也将再生,从而促进痔核本体的收缩。

3. 结扎痔动脉血管后,局部会形成慢性炎症,从而促进组织纤维化,使黏膜和黏膜下层粘连固定,痔萎缩消失,并最终致使痔核脱垂症状显著减轻。这一整个过程支持痔病的"高张力肛垫"理论。

4. 结扎痔动脉血管后,可能将直肠黏膜及痔上动脉直接缝合固定在肌层,阻止了肛垫的下移,对脱垂的肛垫起悬吊、复位作用。

由于结扎的部位高,并保存了大部分肛垫组织,故术后并发症明显减少。

总体说来,DG-HAL术治疗痔病的原理可以概括为:降低痔动脉血供,促使结缔组织再生及组织纤维化,产生悬吊固定的作用,从而达到治疗的目的。

(三)适应证

DG-HAL术治疗痔病的适应证随着研究的逐步深入,在不断扩展。最初DG-HAL术主要用于治疗以出血为主要症状的痔病,尤适用于高龄、高危等不宜行M-M术的特殊痔病患者。近年来研究发现,运用DG-HAL术结合肛垫悬吊术可用于治疗以出血和脱出为主症的痔病。总体来说,运用DG-HAL术,必要时结合肛垫悬吊术,可用于治疗Ⅰ~Ⅳ期内痔。但静脉曲张型痔、炎性外痔、血栓外痔及以外痔皮赘为主时不宜采用本术式。

目前,临床上对于DG-HAL术的适应证的选择尚缺乏规范化的流程,为此南京市中医院肛肠中心拟定了痔的分型诊断标准(PECSF标准,见表4-3),根据此标准来确定DG-HAL术的适应证,更容易做到规范化。

根据此标准,总结DG-HAL术(必要时结合肛垫悬吊术)的适应证为:P_{0-2}、E_{0-1}、C_0、S_{0-2}、F_2。

(四)操作方法

1. 术前准备

(1)术前检查同一般痔病手术。做血常规、尿常规、肝肾功能、血凝四项等检查,以辉力灌肠液或开塞露灌肠。

(2)手术所需器材:超声多普勒痔动脉检测诊断仪、带有超声探头的一次性特制肛门镜(图4-5)、推线器、长针持、带有坚固弯针的2-0可吸收缝线。

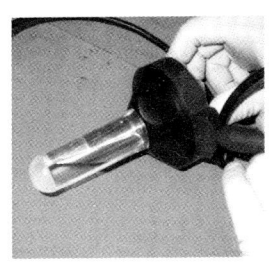 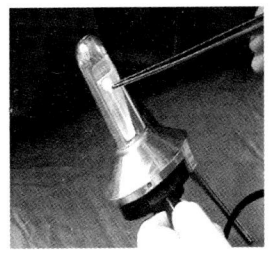

1　　　　　　　　　　　　2

图4-5　带有超声探头的一次性特制肛门镜

（图2中镊子所指的即为超声探头）

2. 体位与麻醉　根据患者年龄体质等情况取截石位或侧卧位,采用腰椎麻醉或局部麻醉。肛门较为松弛者亦可用利多卡因凝胶表面麻醉。

3. 手术步骤　麻醉成功后,用0.5%的碘伏常规消毒术野皮肤,铺置无菌巾单,再用0.5%洗必泰或0.5%碘伏消毒肛管及直肠下端。指检并扩肛至两指,将带有超声探头的一次性特制肛门镜与超声多普勒痔动脉检测诊断仪连接好,并置入肛管直肠内,使多普勒超声探头置于齿状线上2～3 cm处。沿肛管直肠纵轴旋转肛门镜,在多普勒超声痔动脉检测诊断仪引导下寻找痔动脉,在接收到多普勒超声信号明显处,再用0.5%碘伏或0.5%洗必泰消毒肛门镜内的手术操作窗口（每进针必须消毒）,通过该窗口（图4-6）用带有坚固弯针的2-0可吸收缝线针对痔动脉进行8字缝合。根据多普勒超声痔动脉检测诊断仪检测出的痔动脉深度确定进针的深度,在推线器的帮助下对痔动脉血管进行缝扎,完成所有的痔动脉结扎后再次旋转肛门镜,检测结扎效果,对不满意处再次缝扎,将肛门镜退出0.5 cm重复上述操作,但应保证结扎点距离齿线至少0.5～1 cm。完成所有的痔动脉结扎后退出多普勒超声肛门镜,用手指来检查缝合的位置,术后肛内置入太宁栓1枚。

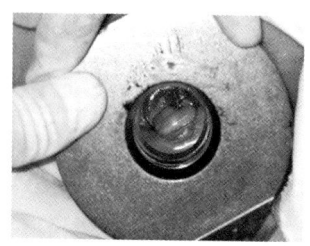

图 4-6　DG-HAL 操作窗口

对脱出明显的内痔,在超声多普勒引导下痔动脉结扎术后,用血管钳提起痔体,并用可吸收带针线平行肛管于痔体顶端处跨肌层作"8"字缝合并打结;再依据痔体大小,沿痔本体连续做包围式缝合数针,终止于齿线上 0.5 cm 处,间距视痔体大小而定,一般 0.5～1 cm;取进针线和出针线做纵行打结于进针原位,将松弛的粘膜及萎缩的痔体悬吊到正常部位(图 4-7)。

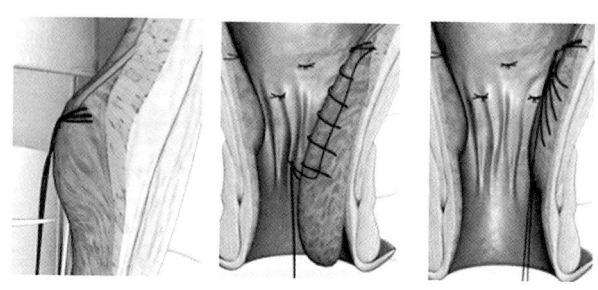

图 4-7　DG-HAL 的悬吊图示

4. 术后处置　术后让患者休息约 2 个小时,无异常即可回家,或根据需要住院观察。术后 8 小时开始进食,常规应用 3 天抗菌药物。每日便后温水坐浴,纳入太宁栓 1 枚。同时术后可适当服用润肠通便药物,保持大便通畅。

(五)并发症

1. 黏膜下血肿　DG-HAL 术中或术后黏膜下血肿的发生可能与在缝扎痔动脉血管时,缝针刺破血管有关。所以在行痔动脉

"8"字缝扎时,第一针缝扎完毕后,应迅速将缝线轻轻提起,再行第二针缝扎。如术中发生黏膜下血肿时,应立即压迫,可避免血肿进一步扩大。如术后发生黏膜下血肿,应运用抗菌药物以预防血肿继发感染,同时可口服活血化瘀、消肿止痛中药,缓解疼痛症状。

2. 黏膜下感染 DG-HAL术后发生黏膜下感染可能与手术操作窗口的污染或黏膜下血肿继发感染有关。所以在缝扎痔动脉血管时应做到每进针必须消毒,同时还应积极预防黏膜下血肿的发生。如若发生黏膜下感染时,应足量有效使用抗菌药物,必要时行切开引流。

3. 肛缘水肿 DG-HAL合并痔体围扎悬吊术后,有时会发生肛缘水肿。可能与缝扎位置过低,引起局部淋巴血流障碍,渗出增加有关。同时术后排便失常,过久或用力均可造成肛门血流循环障碍,回流不畅,并发肛缘水肿。所以在行DG-HAL合并痔体围扎悬吊术时,应保证缝扎位置至少在齿线上0.5 cm,同时术后应保证大便通畅。如若术后发生肛缘水肿,可运用清热燥湿、活血止痛中药坐浴,微波照射局部治疗,外敷清凉膏,内服消脱止或地奥司明片等对症治疗即可。

(六)手术关键及注意事项

1. 准确缝扎痔动脉 痔上动脉(即直肠上动脉)是肠系膜下动脉的延续,通过盆腔内结肠系膜穿入直肠后壁,随即分为小支。根据张东铭的研究,分为左右两个分支的最为多见,约占53.3%。左右两分支在肛直线上方5 cm处再各分出粗细均等的前后两支,然后再分为若干小支。伴行静脉与动脉分布呈对应的形式排列,但各个患者痔体的数目和位置各不相同,因此痔上动脉的分支错综复杂,但还是以左侧、右前、右后(即截石位3、7、11点)三条最为常见。运用超声多普勒定位技术为准确缝扎痔上动脉提供了有利的条件,痔上动脉结扎后痔供血减少,痔体明显缩小。因此准确寻找痔动脉,并行缝扎是手术成功的关键。

2. 围扎掌握"上紧下松""纵紧横松"的原则 对痔体本体缝扎

的高度和两针缝合的间距可随痔体大小及脱垂程度的轻重而适当增减,但最低应在齿线上(0.5～1.0 cm)。围扎痔体的宽度应窄而长,间距应以 0.3～0.5 cm 为最佳。"上紧下松"指的是痔上动脉结扎需紧扎,而痔体围扎需松扎,为悬吊上提余留空间。"纵紧横松"指的是悬吊时对缝线松紧度的把握,当出针点将痔体悬吊到进针原位时需要紧扎,而横缝痔体是需松缝,以保证缝扎的方向及作用力主要沿肛管纵轴进行。这样既可以充分悬吊,又可有效地避免肛门狭窄。

3. 优质的针线非常必要 DG-HAL 术使用可吸收缝线,第一可加强术中止血作用,同时利用其开始吸收的周期(10～15 天)缝扎固定,避免术后继发性出血。第二可吸收缝线本身的刺激性作用,使组织纤维增生封闭动脉血管固定肛垫,达到止血防脱的目的,同时其可被组织吸收,不用拆线,防止了线头被包埋而引起的异物刺激甚至感染。

4. 其他 理想的体位;充分暴露术野;进针必消毒,以防感染;出针后适当牵引,防止血肿;深度达肌层,这些对保证效果均不可忽视。

(七)相关研究进展

1. 国外相关研究

(1) Wilkerson PM 等学者对 DG-HAL 术治疗痔病进行了长期随访和患者满意度调查,他们对 103 例 DG-HAL 术的患者进行了 6 周的临床随访,其中有 90 例患者通过问卷调查进行了平均 30 个月的随访。结果发现 103 例患者中,有 7 例(6%)患者出现术后疼痛不适,需用镇痛药止痛。93 例(90%)患者在术后 6 周症状完全消失或明显减轻。在随访 6 周的 90 例患者中,有 8 例(9%)需要再次外科干预,而 91% 的患者愿意再次接受 DG-HAL 术。所以他们认为运用 DG-HAL 术治疗 I～Ⅲ 期痔病是安全、有效而且疼痛较小的术式,但尚需更长期的观察研究。

(2) 近年来国外一些学者在运用 DG-HAL 术治疗痔病的临

床实践中不断加以改进,取得了良好的疗效。Cantero R 等将 DG-HAL 术结合痔核本体围扎悬吊术,称为 THD(Transanal Haemorrhoidal Dearterialisation)。该术式通过在肛直环上方缝扎痔动脉达到减少血流的目的,同时结合痔核本体围扎达到悬吊的目的。Infantino A 等运用 THD 治疗了 112 例 Ⅱ～Ⅲ 期痔病患者,其中 Ⅱ 期痔病患者 39 例,Ⅲ 期痔病患者 73 例。术后早期的并发症包括血栓形成(2 例)、出血(1 例)、排尿困难(6 例)和急性尿潴留(1 例)。术后平均随访 15.6±6.5 个月,85.7%的患者治愈,7.1%的患者症状改善。有 9 例(8%)复发患者再次行胶圈套扎术,5 例(4.5%)复发患者行外科切除术。所以他们认为 THD 是一种微创、无痛、有效的治疗 Ⅱ～Ⅲ 期痔病的方法,而且并发症相对较少,适合一日门诊手术。Walega P 等报道了将 DG-HAL 术改良治疗痔病,他们称之为 DG-HAL with RAR(Doppler guided haemorrhoidal arterial ligation with recto-anal-repair)。该术式包括 DG-HAL 和肛门直肠黏膜悬吊修复。30 例研究患者均行肛门直肠检查、压力测定和生活质量评估。研究最终对 29 例患者进行分析。有 3 例(10.34%)患者出现术中出血,1 例(3.45%)患者出现术后出血。在 RAR 术后 3 个月随访,有 17.24%的患者被检查出有脱出症状残存,而未见有残存出血症状的患者。故而他们认为 RAR 是治疗 Ⅲ～Ⅳ 期痔病的微创有效的手术方法,而且没有严重并发症的发生,同时复发率亦相对较低。

2. 国内相关研究　南京市中医院肛肠科在国内较早开展了 DG-HAL 术,并通过多年的临床实践,将其改良为超声多普勒引导下痔动脉结扎加痔本体围扎悬吊术(Doppler-guided hemorrhoid artery ligation with surrounded suture and suspension,简称 DG-HAL with SSS)。

附:近年来研究成果报告。

资料与方法

1 一般资料

1.1 病例来源:本组病例共 198 例,均为 2009.01 至 2010.01 在南京市中医院七病区住院的 Ⅱ、Ⅲ 期痔病患者,符合本术式(方案)纳入标准,在患者自愿参加本次研究并签署知情同意书的基础上有 98 例纳入治疗组(DG-HAL with SSS 组),男性 50 例,女性 48 例,年龄为 21~79 岁,平均年龄(52.50 ± 13.52),同时从同期在本院七病区住院、符合纳入标准,并行 M-M 术的 Ⅱ、Ⅲ 期 692 例痔病患者中,随机抽取对照组(M-M 组)100 例,其中男性 48 例、女性 52 例,年龄为 21~75 岁,平均年龄(50.16 ± 12.05)。两组患者性别、年龄、病程经统计学处理,差异无统计学意义($P>0.05$)。

1.2 诊断标准:按 2006 年中华医学会外科学分会结直肠肛门外科学组等制定的"痔临床诊治指南"制定的 Ⅳ 期分类标准。

1.3 适应证:Ⅱ、Ⅲ 期内痔。

1.4 禁忌证:① 痔病合并肛门部感染;② 单纯的炎性外痔、血栓外痔;③ 有凝血机制障碍的患者。

2 治疗方法

2.1 治疗组(DG-HAL with SSS 组)操作方法

(1) 器械 采用南京奥珂森电子有限公司生产的 AKS-100 痔动脉结扎超声多普勒检查仪及其配套的一次性超声探头

(2) 术前准备 术前检查同一般痔手术。

(3) 体位与麻醉 取侧卧位,采用腰麻或局麻。

(4) 手术步骤 麻醉成功后,用 0.5% 的碘伏常规消毒术野皮肤,铺置无菌巾单,再用 0.5% 洗必泰棉球消毒肛管及直肠下端。指检并适当扩肛,将消毒的特制肛门镜与超声多普勒痔动脉诊断仪连接好,置入肛管直肠内,使超声多普勒探头置于齿状线上 2~3 cm 处,沿肛管直肠纵轴旋转肛门镜,在超声多普勒痔动脉诊断仪引导下寻找痔动脉,在接收到超声多普勒信号明显处,用 0.5% 洗必泰棉球消毒肛门镜内的手术操作窗口(每进针必须消毒),通过该窗口用2-0的可吸收薇乔线在推线器的帮助下对痔动脉进行"8"字缝合,同法处理其他部位痔动脉。完成所有的痔动脉结扎后再充分暴露痔体,血管钳提起痔体,3-0可吸收带针线平行肛管于痔体顶端作黏膜下"8"字缝合并打结;依据痔体大小,沿痔本体连续做包围式缝合数针,终止于齿线上0.5 cm。间距视痔体大小而定,一般0.3~0.5 cm;取进针线和出针线做纵行打结于进针原位,将松弛的黏膜及萎缩的痔体悬吊到正常部位。同法处理其他痔体。

(5)术后处理　便后常规坐浴,换药并按规定时间随访复查。

2.2　对照组(M-M组)操作方法

(1)术前准备和体位　与麻醉同治疗组。

(2)手术步骤　略。

(3)术后处理　同治疗组。

3　观察指标

观察手术用时、出血及术中出现的其他事件;术后出血、脱垂、疼痛、水肿、二便及肛门功能和住院时间。

4　疗效评定标准

4.1　疗效指标及分值

(1)出血　① 无出血,记0分;② 轻度:一次出血量<5 mL,记1分;③ 中度:一次出血量≥5 mL,而<10 mL,记2分;④ 重度:一次出血量≥10 mL,记3分。

(2)脱垂　① 无脱垂,记0分;② 轻度:便时肛内有肿物脱垂,便后可自行纳入,记1分;③ 中度:便时肛内有肿物脱垂,需手法复位,记2分;④ 重度:除便时肛内有肿物脱垂以外,在行走或增加腹压(如咳嗽等)活动时也有肛内肿物脱垂,需手法复位,记3分。

4.2　并发症指标及分值

(1)疼痛评分　① 术后创面完全不痛,排便、换药时亦无疼痛,记0分;② 术后创面基本不痛,排便、换药时稍有不适感,记2分;③ 术后创面偶感疼痛,排便、换药时疼痛不明显,不必处理,记4分;

④ 术后创面时感疼痛,排便、换药时疼痛明显,需服一般镇痛药,记6分;⑤ 术后创面疼痛较重,有明显痛苦表情,需用度冷丁、吗啡等药方能止痛,记8分。

(2) 肛门功能　① 大便失禁:肛门对肠液、肠气、稀便不能控制或污染内裤,甚至对成形大便不能控制;② 肛门狭窄:用肛门口径测量器测量。Ⅰ期:1.5～2.0 cm;Ⅱ期:<1.5 cm。

(3) 排尿情况　① 自行排出,记0分;② 排尿困难,不需导尿,记1分;③ 排尿困难,需导尿,记2分。

(4) 水肿情况　① 创面无水肿,记0分;② 创面水肿≤肛周1/4圈,记1分;③ 创面水肿>肛周1/4圈,而≤1/2圈,记2分;④ 创面水肿>肛周1/2圈,记3分。

(5) 排便情况　① 大便通畅,自行排便,记0分;② 大便欠畅,无需药物助便,记1分;③ 大便不畅,干结难解,努挣方能解出,或借助药物排便,记2分。

4.3　其他指标

(1) 手术时间　以分钟为单位;

(2) 术中出血量　以 mL 为单位;

(3) 住院时间　以天为单位。

4.4　疗效判断标准:以痔病主症(出血和脱垂)改善情况为评价标准:(1) 痊愈:症状或体征完全消失;(2) 显效:症状或体征明显改善,症状积分消失率≥70%;(3) 有效:症状或体征改善,症状积分消失率≥50%,而<70%;(4) 无效:症状或体征改善不明显,症状积分消失率<50%。

4.5　疗效观察时间:所有治疗病例均观察2周,出血、脱垂每3天及手术当日各记录一次,共5次,取5次的平均值作为计算住院期间疗效的统计结果。随访90天,记录术后第30、60、90天的出血、脱垂、排便指标分值,取3次的平均值作为计算疗效的统计结果;术后肛门疼痛和排尿情况取术后第1天分值进行统计;肛门水肿取术后第3天分值进行统计。

5 统计学处理

统计软件为 SPSS 11.5,计量资料统计采用方差分析,q 检验——Student-Newman-Keuls法,计数资料的统计采用 X^2 检验,$P<0.05$ 为差异有统计学意义。

结　果

治疗组脱垂、出血近期消失率均为 100%,术后 3 个月痊愈 66 例(67.35%)显效 32 例(32.65%);对照组脱垂、出血近期消失率为 100%,90%,术后 3 个月痊愈 68 例(68.00%)显效 32 例(32.00%)。经统计分析两组脱垂、止血疗效相似。治疗组、对照组术后均无肛门失禁和狭窄发生。各组临床观察指标见下。

住院时间(天)比较

组别	例数	住院时间	平均住院时间($\bar{x}\pm S$)
治疗组	98	4~13	8.47±2.57
对照组	100	8~23	14.67±4.25

治疗组住院时间和对照组比较有统计学意义($P<0.05$)。

术中出血情况(mL)比较

组别	例数	出血总量	平均出血量($\bar{x}\pm S$)
治疗组	98	99	1.01±2.01
对照组	100	1112	11.12±8.05

治疗组术中出血情况和对照组比较有统计学意义($P<0.05$)。

术后第1天创面疼痛、术后第3天肛门水肿积分

组别	例数	水肿总积分	平均积分($\bar{x}\pm S$)	疼痛总积分	平均积分($\bar{x}\pm S$)
治疗组	98	79	0.81±1.23	197	2.01±2.38
对照组	100	85	0.85±1.04	484	4.84±1.51

两组比较,认为治疗组的疼痛积分和对照组有统计学意义($P<0.05$)。

排尿、排便情况比较

组 别	例数	排尿积分	平均积分($\bar{x} \pm S$)	排便情况总积分	平均积分($\bar{x} \pm S$)
治疗组	98	31	0.32 ± 0.57	13	0.13 ± 0.22
对照组	100	80	0.80 ± 0.92	12	0.13 ± 0.22

两组比较,认为治疗组的排尿积分和对照组有统计学意义($P<0.05$)。

讨 论

1. DG-HAL with SSS术的理论依据:(1)减流:Attila Bursics认为DG-HAL治疗痔的机理可能为,准确地结扎了所有的痔上动脉后,痔的血流供应减少,流入/流出降低,导致痔核皱缩。(2)异物刺激:用可吸收缝线对痔体的围扎能起到缩小痔体的即时效应,关键是局部引起慢性炎症,从而产生组织纤维化,使黏膜和黏膜下层粘连固定,痔萎缩消失,并最终致使痔疮脱垂显著减少,这一整个过程支持"高张力痔疮垫"理论。(3)围扎悬吊:对脱垂的肛垫起悬吊、复位作用。

2. DG-HAL with SSS术优点:不切除肛垫,尽量避免破坏齿线区。通过围扎悬吊将脱垂的肛垫上提复位,并在术中尽可能保留肛垫的结构,以达到术后不影响肛门精细控便能力的目的,从而尽可能避免了术后肛门失禁的发生。具有如下优势:(1) DG-HAL with SSS术是一种安全有效的治疗Ⅱ、Ⅲ期痔病的微创手术方法,适应人群广,尤其对年龄较大或有原发疾病患者具有一定优势。(2)比传统手术方法具有并发症少、痛苦小、保护肛门精细功能。(3)明显缩短住院时间的同时,并不增加住院花费,较好地体现了医学经济学的特点。(4)如有复发,不影响下次治疗。

3. 根据我们体会,手术时应注意以下几个问题:(1)缝合位置应在齿线上1~3 cm,距肛门太远使肛垫悬吊不充分,术后痔核回缩不全;距离太近将损伤肛垫,产生疼痛。(2)缝合深度在黏膜下层及肌层,出针后适当牵引,防止血肿。(3)缝合时针距不能太宽,易造成黏膜成角堆积,引起感染。(4)每次进针前均对操作窗口的黏膜消毒。

4. DG-HAL with SSS 术的展望:20 世纪 90 年代,随着人们对生活质量要求的不断提高,"最低侵袭性手术"之理念逐步形成,加速了各种各样微创手术的问世,Mini invasive 观念现今已成为共识,这种观念上的更新,对 21 世纪外科的影响巨大而深远！Alexander-Williams 认为:痔的大小随时都在变化,有些巨大的脱出性痔也可自行回纳,痔的任意切除肯定会损害肛管的控便功能。一切治疗的目的不是消除痔本身,而是消除其症状。Bay-less 曾尖锐地抨击痔完全切除、痔上黏膜吻合器切除(PPH)等过度治疗(over-treatment)的错误倾向,指出痔手术治疗应符合微创化、简约化的发展趋势。DG-HAL with SSS 术作为一种建立在现代微创观念基础之上的痔的治疗方法,取得良好的疗效。Walega P 等报道,DG-HAL 治疗随访一年后,发现Ⅱ期痔病人满意率为 92.4%,Ⅲ期痔病人满意率为 84%,Ⅳ期痔病人满意率为 41%。接着 Walega P 等用 DG-HAL 结合 RAR(痔本体围扎悬吊)治疗Ⅲ期、Ⅳ期内痔,得出结论:此术式治疗Ⅲ、Ⅳ期内痔是安全可靠的,随访三个月内无主要并发症发生。在微创、甚至是无创的情况下取得良好的疗效,这是未来外科的发展方向,同时也是痔外科的发展方向。我们认为 DG-HAL with SSS 术符合这一发展趋势。但此术式不是治疗痔病的"金标准",应注意适应证的选择,尚需大样本、多中心的临床研究及长期的临床随访。

八、套扎疗法

套扎法是在传统结扎基础上的发展,结扎疗法应用的是丝线,而套扎疗法应用的是橡皮筋圈,后者可理解为是改进了的弹性结扎疗法。我国古代即有胶圈套扎术的相关记载,《五十二病方》中有:"牡痔居窍旁……系以小绳,剖以刀"。而单纯内痔结扎术始于 19

世纪早期,1954 年 Blaisdell 设计了一种适用于门诊治疗内痔的套扎装置,1962 年 Barron 改进了这种装置,并发表文章报道了这种方法的疗效。半个多世纪以来,此法至今仍不失为一种介于注射疗法和手术疗法之间的有效疗法,国内外已普遍选用,尤其是在美国应用更为广泛。我国始于 1964 年,以中医名家闻茂康先生和黄乃健教授等为我国早期使用该法的代表,它是从祖国医学传统的结扎疗法发展而来的。到上世纪 80 年代,套扎疗法在全国各地得到广泛推广。

(一)套扎法的理论基础

套扎术的原理被普遍认为是完全阻断被结扎组织的血液并维持足够长的时间,从而引起被结扎组织干性坏死,结扎组织脱落、修复并为瘢痕组织代替,去除过多组织,遗留一个黏膜固定的溃疡。它还可使下移的肛垫恢复上移 1~2 cm,套扎时由于保留完整的齿线,使患者的生理解剖功能更接近正常,鉴别直肠内容物及排便感觉良好,控制肠液及大便的功能基本无任何影响,因此术后无感觉性便失禁,也无肛门溢液等情况发生。

(二)套扎法的适应证和禁忌证

此种疗法至今仍是非手术疗法治疗痔病的主要手段之一,具有"简、便、廉、验"的特点,在国内外被广泛应用。主要适用于Ⅰ、Ⅱ、Ⅲ期内痔及混合痔的内痔部分或者有手术禁忌的患者,也是老人及高危患者的首选疗法。其中以Ⅰ、Ⅱ期内痔疗效最好,一次套扎即可治愈,而Ⅲ期内痔常因痔核大而需再次套扎。但有并发症的内痔,肥大肛乳头,严重的心、肝、肾疾患及凝血功能障碍者则禁用。患炎性外痔、血栓性外痔,妇女妊娠及经期,合并慢性疾病(贫血、冠心病、高血压、肠炎)者,可酌情采用。需要指出的是,必须严格掌握其适应证和禁忌证。此外,术前常规的肛门指诊和肛镜检查不可忽略,以免误诊、漏诊。

目前,痔病套扎有两种方法:传统的"痔核基底套扎法"和改进后的"痔上黏膜套扎法"。套扎器械也从最初的手术钳套扎发展到后来的套扎器套扎(套扎器又可分为拉入式和吸入式两大类)。这里主要介绍临床常用的胶圈套扎疗法。

(三) 套扎器

国内使用的套扎器有拉入式套扎器和吸入式套扎器。

1. 拉入式套扎器(Barron 套扎器)　用不锈钢制成,分三部分(图 4-8):① 套圈前端为套扎圈环:直径 1 cm,有内、外两圈,内圈套入小胶圈(特制或用自行车气门芯胶管代用)后,用以圈套内痔,外圈能前后移动。② 杆部:为一长 20 cm 带柄的金属杆,分上、下两杆。上杆与外圈相连,按压柄部时,可使外套圈向前移,将内圈上的小胶圈推出,套住内痔根部。下杆连于内圈,不活动。③ 扩胶圈圆锥体:为将小胶圈装入内套圈之用。另外,还有改良的拉入套扎器。如 Mc Givney 套扎器,有一个很安全的转轴,可以 360°旋转,使操作更为容易、方便。拉入式套扎器有一个不足,即需两人完成操作。

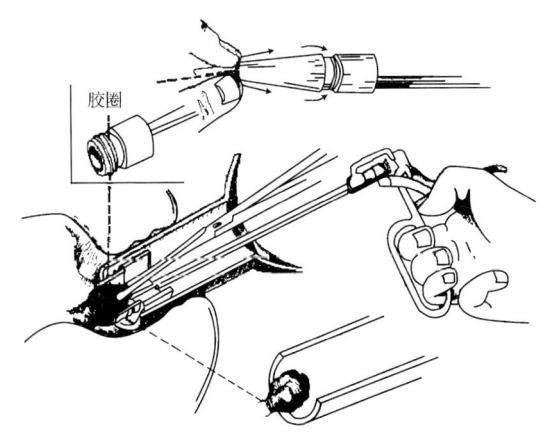

图 4-8　内痔胶圈套扎疗法(拉入式)

2. 吸入式套扎器　用吸引装置将内痔吸入套扎器套管内,然后把胶圈或胶环由套扎器推至痔基部,如 Lurz-Goltner 套扎器或 Mc Gown 套扎器。这些装置通过负压吸引将内痔吸入胶圈内,因此不需痔钳钳夹内痔。因为套扎器是单向操作装置(图 4-9),因此操作到内痔处相当方便、容易。吸入套扎治疗方法与拉入套扎器不同的是不需痔钳钳夹内痔。国内陆琦、邓正明等于1947、1977年先后研制成吸入套扎器，简单实用，便于普及。李润庭创用更简易的血管钳胶圈套扎法，此法无需特制套扎器，只用血管钳胶圈即可。

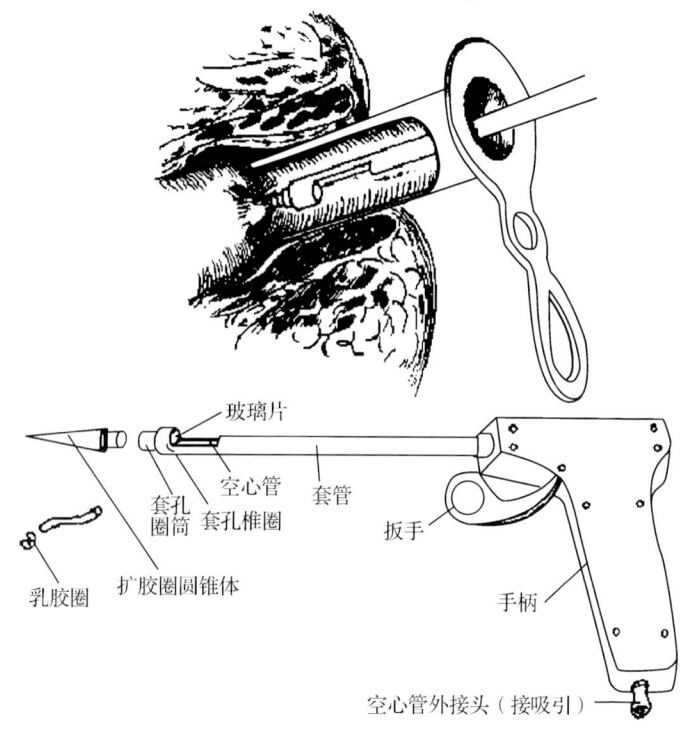

图 4-9　内痔胶圈套扎疗法（吸引式）

吸入套扎器呈膝状，套管为直视，内外套管与轴心柄管连接后，套管末端用透明玻璃片封闭，便于套管内形成负压和观察内痔吸引情况。柄管后接之手柄，为密闭中空，手柄末端再置一中空管，便于连接吸收装置，轴心与扳手相接，可推出胶圈，因后接联动弹簧，故外套管推胶圈后可自动后缩，用电动吸引器吸引。

(四)常用套扎法

套扎方法有三种,即:牵拉式、吸引式和血管钳套扎法。

1. **牵拉式内痔胶圈套扎法** 用圆锥推套筒将胶圈置入套扎鼓上。为了安全起见,一般采用2个胶圈。患者取膝胸位或左侧卧位,插入肛门镜,显露需套扎的内痔,局部消毒后,助手固定好肛门镜。通过柱状肛门镜暴露欲套扎部位,用有齿钳提起向外牵拉。术者左手持套扎器,右手持痔钳,从套圈内伸入肛门,钳夹内痔,将其拉入套扎器内,再将胶圈推出。将胶圈套扎于内痔根部后,松开痔钳,并与套扎器一并取出。最后取出肛门镜和套扎器,在齿线以上0.6~1 cm处可以见到胶圈压榨的、形如樱桃的小块组织。一般每次套扎1~3个内痔。Barron所设计的套扎器械有一个缺陷,即术者需要双手操作,且需要助手扶肛门镜。胶圈套扎治疗内痔一般无需麻醉,手术过程中患者无明显疼痛感觉。套扎只能在黏膜覆盖部位进行,禁忌在皮肤覆盖部位进行,也不能套扎相关的皮赘。巨大痔核套扎可能相当困难。Barron建议内痔套扎后如果有残留或皮赘,可以局麻下切除而不影响手术效果。应警惕继发性出血,Barron在行600例痔套扎手术中,有2例发生严重的术后继发性出血,需要再次入院治疗。

2. **吸引式内痔胶圈套扎法** 显露内痔后,利用扩胶圈圆锥体将胶圈置放于套扎器圆筒上,将此套扎器圆筒对准并顶在痔核上,借助套扎器的负压作用,将内痔吸入套扎筒内,同时扣动扳手将胶圈推出并套扎在内痔的基底部,手术即告完毕。

3. **血管钳内痔胶圈套扎法** 用一把16~18 cm的弯血管钳,套入2个小胶圈至钳的关节处,局麻扩肛后,用组织钳提起痔核,用准备好的弯血管钳撑开并夹住痔核基底部,在钳下齿线外皮肤稍加剪开,再用一把直血管钳夹住弯血管钳关节处的胶圈,提起胶圈套过弯血管钳的顶端,将胶圈置于钳下痔核基底部,松开并除去弯血管钳,完成套扎(图4-10)。

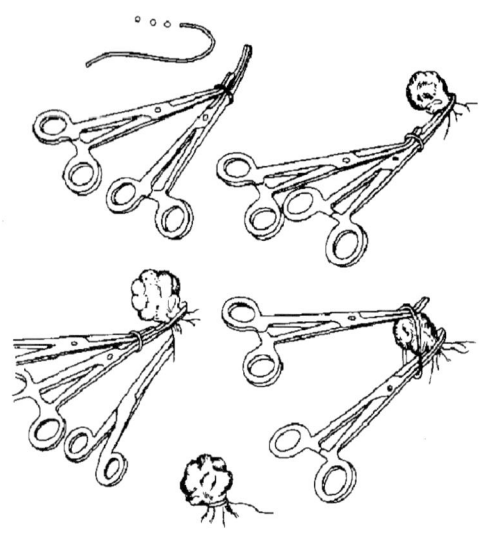

图4-10 血管钳内痔胶圈套扎法

(五)注意事项

(1)Barron建议一次只能套扎一枚痔核,间隔2~3周进行一次。此种分次套扎法遭到学者们的反对。目前多数医生的经验主张,一次可以套扎2~3枚或更多痔核,不会导致疼痛和其他并发症,但年老体弱及合并有全身慢性疾病者可酌情采用延长套扎间隔时间的分次套扎法。

(2)胶圈应套于痔核基底,如未套于基底应重新套扎之。

(3)当钳夹内痔患者感觉疼痛时,可能钳夹处靠近齿状线,此时要松开痔钳重新向上钳夹内痔。Keighley建议在齿状线上1.5~2 cm处套扎,可减轻疼痛,甚至无痛。如有必需邻近齿线时,可作止痛处理。

(4)每个内痔最好套扎2个胶圈,以防胶圈断裂或脱落。胶圈不宜高压消毒,以免胶圈弹性减弱甚至脆断。

(5)套扎治疗后24小时内不宜排便,以防内痔脱垂,引起肛门水肿、嵌顿或出血。

(6)若套扎部位靠近齿状线,或套扎混合痔,可先在局麻下行

"V"形剪开外痔两侧皮肤,向上剥离外痔组织,然后将剥离的外痔与内痔一起套扎,这样可以减轻术后肛门疼痛及水肿。

(7) 套扎后因坏死组织剥离或脱落,可能发生继发性大出血,应提醒病人在套扎后14天内运动量不宜过大。

(8) 首次套扎后的短短几周内,因黏膜不够松弛,难以重复套扎。应告诉病人2个月后进行复查,如果发现套扎失败,可在原套扎处两侧进行第二次套扎。约有70%的病人在首次套扎后痊愈,有15%病人第二次套扎后痊愈。

(9) 松套扎器时不可用力过猛,以免将痔组织撕破出血。

(10) 治疗结束后,每天给予直肠肛管黏膜保护剂(太宁栓)2次,可减轻肛门部不适并有通便的效果,便后坐浴。

(六) 套扎技术的改进

胶圈套扎一般被认为是一种安全、有效的方法,多数被安排在门诊进行,术中和术后痛苦轻。但是Barron所提出的套扎方法需要专门的暴露工具,由助手扶镜,而且需要术者双手操作,过程相当繁琐,他还建议每次套扎只能结扎一枚痔核,间隔2~3周后再进行下一次治疗,如此延长治疗时间,增加治疗成本,患者需要反复到医院治疗,而每次套扎后需要一段时间的恢复期,对医生和病人均有诸多不便。因此在Barron套扎器问世以后,有许多肛肠科医生对套扎器作了许多改进。

1. Mitsuyo Kosugi 套扎器 Mitsuyo Kosugi是一位日本肛肠科医生,设计了一种U-型沟槽的套扎器械,用一个翼状推进装置使胶圈更容易进入套扎鼓。使用这种装置置入胶圈更加快捷、容易,而且同时完成,特别是术者带上无菌手套操作的时候。

2. O'Regan 套扎器 O'Regan考虑到套扎过程中暴露困难、手术需要助手协助、器械消毒等问题,设计了一种新型的套扎器械,减少创伤,被证实具有快捷、准确的特点。

(1) 方法:需要套扎的部位通过视诊、指检和乙状结肠镜初步确定,局部麻醉后,将套扎器完全置入直肠中,缓慢回退套扎器,并将套扎器向预先设计需要套扎的部位倾斜,根据套扎器上标记的刻度与肛缘的距离判断套扎的准确部位。如果肛缘在两个刻度之间,那么套扎的部位正好位于齿线上 1~2 cm。如果套扎部位需要更高或更低,可以在标记刻度上下移动 1 cm。确定套扎器位于合适位置后,抽拉活塞使组织吸入套扎器,保持吸入状态并旋转套扎器 180°。如果患者感觉明显疼痛不适,说明套扎的位置太低,需要向上移动套扎部位。旋转套扎器数次,并保持吸入状态 30 秒,确定吸入组织进入套扎器,击发胶圈。取出套扎器后可以见到 8 mm 左右蘑菇状凸起。临床试验证实 0.8 cm 的套扎组织患者最容易耐受,效果最好,术后套扎组织容易脱落。

(2) 结果:O'Regan 在 1995—1998 年共行套扎 1685 例,其中 480 例采用上述方法。以出血为主诉的患者占 98%,其中Ⅲ~Ⅳ期痔占 62%,套扎 1~3 枚痔核,随访 3~50 个月。结果术中没有明显不适感,如果套扎组织太少,可能感觉轻微疼痛。与其他技术相比,误扎、脱落或需要重新套扎的情况罕见。术后疼痛无需取出胶圈。多数患者感觉轻微不适,典型的表现是下坠感和急便感。如果术中不使用局部麻醉剂,术后服用止痛药的比率为 22%。相比之下,术中使用局麻,术后仅有 6% 的患者需要服用止痛药。随访结果非常满意,480 例患者中仅 12 例套扎失败,需要痔切除;1 例患者术后出血,输血后自动停止;发生严重感染 1 例,是一位 28 岁的男性患者,Ⅲ期痔,术后剧烈疼痛、尿潴留、脓血症,伴有后腹膜和盆腔广泛积气,再次入院治疗,经过抗感染、引流,痊愈出院。

O'Regan 认为,胶圈套扎对治疗有症状的痔效果显著,利用这种套扎器械无需助手,无需其他辅助器械。一次性使用的套扎器减少交叉感染的可能性。重要的是保持吸入状态 30 秒,以保证足够多的组织被胶圈套扎。老年患者更容易耐受,要特别注意年轻患者发生严重感染的情况。

3. 一种新的套扎技术　胶圈套扎逐渐成为治疗Ⅱ期内痔的选择方法,甚至对于一些Ⅲ期内痔亦能取得较满意的疗效。根据痔的现代概念"肛垫学说",认为松弛脱垂的直肠远端黏膜相对于内痔本身更应该切除,切除后所形成的瘢痕组织可以将脱垂的内痔牵拉至肛管内。

Nivatvons(1982年)介绍美国Minnesta大学附属医院用的胶圈套扎疗法与Hiller的注射疗法情况相同;不套扎痔体,而是借Hinkel-James肛门镜在痔体上方套扎正常直肠黏膜,原理与Hiller同。其优点是保存肛垫,阻止下垂;由于套扎点在齿线以上,所以不痛或较轻,适用于Ⅱ期或部分Ⅲ期痔。

(1)操作技术:中号的Hinkel-James肛门镜,呈玉米状,长约11 cm,肛镜末端的直径1.5 cm。肛镜有一个斜的裂缝,3.5 cm长、1.5 cm宽。因为从头端开始直径逐渐变大,置入时无明显不适。肛镜润滑后置入肛管,暴露需要套扎的部位。靠近裂槽的肛镜内芯压迫内外痔,当患者屏气时,脱垂的直肠黏膜滑入裂槽。血管钳将其牵引拉入套扎槽,击发胶圈(图4-11)。因为内外痔位于裂槽近端,套扎时内痔部分并未被牵入套扎。

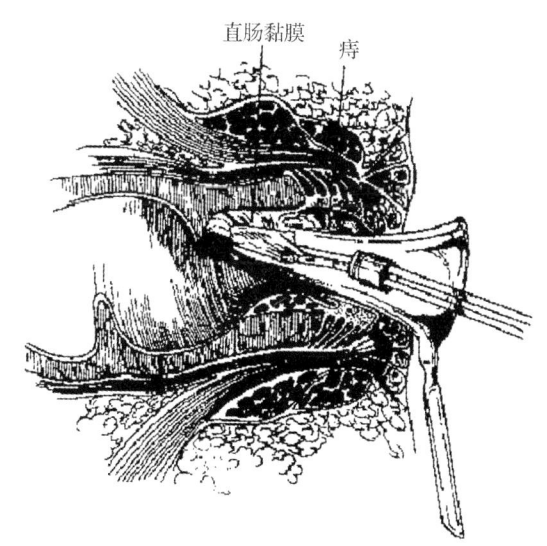

图4-11 在痔体上方套扎正常的直肠黏膜

(2) 评价:根据传统的概念,痔静脉是内痔真正的病变所在,所以传统套扎疗法是针对痔核本身。Alexander-Williams 和 Crapp 在内痔的近端套扎直肠黏膜取得良好疗效。这是根据痔的现代概念,Ⅱ、Ⅲ期内痔是肛垫的支持结构松弛、变性,不能将其固定于内括约肌表面而向下移位的结果,并认为肛垫具有闭合肛管和肛门节制的精细调节作用。因此,在任何情况下肛垫组织都应该受到保护。Hinkel-James 肛门镜是一种理想的器械,用于痔患者套扎脱垂的直肠黏膜,优点在于:① 肛垫被保留;② 结扎位置在齿线以上。因此疼痛很少发生。

(3) 结语:根据内痔新的概念,内痔是肛垫下移的结果,胶圈套扎内痔上方松弛、脱垂的直肠黏膜,Hinkel-James 肛门镜是达到此目的的理想器械,它能很好地暴露直肠黏膜,防止肛垫牵入套扎槽内。

(七) 并发症

套扎疗法比注射法稍有不适感,约有 2% 的患者感觉行动不便,这种不适可持续 48 小时,多趋缓和,常可通过温热坐浴、肛门栓剂塞肛或服缓和的止痛药即可。胶圈套扎疗法可见的并发症主要有:

1. 疼痛 有 4% 的患者常在套扎后短时间内出现疼痛,可能是因套扎位置太近齿线之故。如果疼痛较剧烈,需要去除胶圈。有人在内痔组织中注入少量麻醉剂,企图减轻术后疼痛和不适。但是 Law 认为这是不必要的。他采用随机对照试验,分析 3 组痔核套扎和减轻术后疼痛的方法,试验将符合套扎治疗的Ⅲ期痔病患者随机分为两组。一组按照 Barron 的方法在一次治疗中套扎 3 枚痔核,套扎选择在齿线以上,套扎完成以后在痔组织中注射 2% lingnocain,术后缓泻。治疗组中方法相同,但不注射局部麻醉剂。术后随访。结果:在两组治疗中均没有严重并发症出现,术后疼痛和下坠感没有显著差异。在 3 组痔核套扎的患者中,89% 得到满意效果。Law 还发现,除少数患者感觉轻微疼痛以外,实际上患者对下坠的感觉超过疼痛,44%患者根本无需服用止痛药。因此 Law 认为,在一次治疗中套扎 3 枚痔核安全、经济,可有效地控制症状,局部使用麻醉剂无助于减轻术后疼痛。

2. 继发性出血　一般在内痔脱落时可能有少量便血。但约有 1% 的病例在套扎治疗后 7~16 天内发生继发性大出血,如同痔手术后的晚期出血,这可能是因为蒂部感染所致。一旦发生大出血,应立即在麻醉下缝扎出血点。若在套扎后在内痔组织中注入少量 4% 明矾液,可防止术后出血,还能够防止胶圈滑脱。

3. 肛缘皮肤水肿　多发生于混合痔,也是导致疼痛的原因之一。预防方法是行高位套扎,远离齿状线或套扎前先行外痔"V"形切开。如果经过对症治疗疼痛仍不缓解,则要对患者重新检查,特别是对那些合并发热或存在排尿困难的患者,肛管直肠部如并发感染,可引起局部坏疽甚至更严重的后果。

4. 溃疡形成　套扎部位溃疡形成是胶圈套扎治疗后的正常结果。胶圈引起组织坏死,并在 2~5 天左右脱落。出现巨大溃疡的情况很罕见。治疗包括坐浴与使用可的松软膏。若溃疡持续存在,应当行内括约肌切开术。

5. 血栓形成　内痔套扎治疗后,相应部位的外痔继发性血栓的发生率约为 2%~3%。血栓形成后,可采用温热坐浴、软化大便治疗,必要时需行血栓剥除术。

6. 感染　由于套扎疗法是局部组织缺血性坏死,所以应注意防止厌氧菌感染。Murph 及 Rusell 曾相继报道多起因破伤风或梭状芽孢杆菌属感染而死亡的病例,应该引起警惕。近来有人报道美国加利福尼亚州有几位因胶圈套扎而死亡的病例,这些病人系免疫性抑制(imrnuno-logically suppressed),抑或是不寻常的菌株所致,尚不清楚。但是有种现象值得注意,即患者出现肛门痛较迟,套扎后逐渐严重,此种延迟性疼痛是极不寻常的,暗示炎性过程,需要加倍小心监护。近年文献报道有 15 例发生严重并发症,且 6 例死亡,其他有发生盆腔蜂窝组织感染及败血性感染,经抢救后出院。

7. 胶圈滑脱　胶圈滑脱或断裂可发生于任何时候,但常见于第一次或第二次排便时,缓泻剂可避免大便干燥,胶圈移位。胶圈套扎的内痔组织过大,胶圈张力大,可能断裂。

(八) 疗效评估及总结

众学者对胶圈套扎术的疗效作过评估,现选择要者列举如下:

Salvati 行 45 000 例胶圈套扎术,只有 1 例感染,经抗生素治愈。他曾随访 595 例患者,5～15 年控制症状达 80%。Koning 报道 94 例内痔行胶圈套扎治疗,6～8 周后 89 例症状消失,无严重并发症,仅 20% 的患者有轻度里急后重及疼痛感。国内也曾报道 3 981 例痔实施套扎术,治愈 3 902 例,占 98.2%,随访无出血、感染、肛门狭窄等并发症。

Marti 综合分析 4 位作者的套扎治疗病例 2 025 例,痊愈 69%～95%,无效 1%～10%。套扎疗法的治愈率或有效率高达 90% 左右,但不能保证全部症状永远消除。Gehamy 等报道,有 70% 患者于套扎治疗后症状消除。而 Jeffe 等(1980)注意到 69% 的患者于套扎治疗后有残余症状。Panda 等报道其复发率为 11% 与 Livatvons、Alexander-Williams 报道的 14% 相近。许多复发的患者仍可重复用套扎疗法治疗。Murie(1980 年)和 Greca(1981 年)分别报道随访 1 年的结果:有 79% 和 64% 的患者症状完全或基本缓解。Steinberg(1975 年)报道 4 年的结果:44% 的患者症状完全缓解,45% 的患者症状大部分缓解。Wrobleski(1980 年)报道 5 年随访结果:69% 的患者症状完全缓解,11% 的患者有改善。

Stebg 等通过问卷的形式调查 147 例患者,评估胶圈套扎疗法的远期疗效(平均 4.8 年),125 例作了回答,大多数(89%)认为被治愈或症状明显改善,但只有 44% 的患者症状完全消失。主要残留症状为间歇性轻度肛门不适、偶尔大便带血、自觉肛门肿块等。Corman 等报道了关于胶圈套扎疗长期疗效的研究结果(平均 60 个月),发出 352 份调查问卷,266 份得到了回复(76%)。尽管许多人仍认为存在部分症状,但 80% 的患者症状明显改善。Ⅰ期内痔患者疗效最佳,Ⅳ期内痔的患者疗效较差($P<0.02$)。疗效与套扎内痔的数目无关,一处内痔套扎与多处内痔套扎可取得一样的疗效。Cleveland 等报道,胶圈套扎治疗后,77%的患者症状消失,有 90%的患者一次套扎多个内痔,尽管远期疗效显著,但治疗后疼痛的发生率及严重程度明显增加。Lan 等在门诊治疗中均一次套扎 3 处主要的内痔,91%的患者疗效明显或极佳,但 58 位患者(29%)出现中或重度的疼痛、出血、尿潴留、肛门狭窄等并发症,其发生率为 3.5%。Kunnar 等对 98 例门诊痔病患者进行套扎治疗,71%的患者症状完全缓解,但是 51%的患者有疼痛、15.3%发生血管神神经性晕厥、1%出血;1 例患者由于疼痛需住院治疗。

　　胶圈套扎疗法,只要合理运用,术中疼痛、术后并发症、误工时间更短,与传统手术相比,患者的满意度和可接受程度是相同的,而围手术期生活质量更高。该法具有简单易行、快速、操作方便等特点,一般在门诊条件下进行,术后不换药,且收费低廉,亦符合痔病治疗微创的发展趋势。正如 Marino 在一次痔专题讨论会上所总结的那样:不要在无肛门体征的情况下治疗症状,也不要在没有症状的情况下治疗肛门体征。只有选择了恰当的病例,加上临床医生娴熟的技术和丰富的经验,胶圈套扎疗法的优越性才能得以充分体现。依此推之,任何治疗痔病的手段均当如此。

第五章　外痔的微创治疗

一、外痔的分类

1. 血栓性外痔　是外痔中最常见的一种,常因便秘、排粪、咳嗽、用力过猛或持续剧烈运动后,肛缘静脉皮下形成圆形或卵圆形血块,但也可以是无原因的自发性破裂。血块大小可自几毫米至几厘米。主要临床表现:患者突觉肛缘出现一肿块,由于血块将肛门皮肤与皮下组织分开,伴有剧痛,行走不便,坐立不安,疼痛在48小时最剧烈,数日后疼痛减轻,肿块变软,逐渐消散。检查:早期在肛缘皮肤表面可见一暗紫色圆形硬结,界限清楚,较硬,压痛明显。血块可破溃自行排除,伤口自愈或形成脓肿和肛瘘。

(1) 手术治疗:若发病在1~3天内,疼痛剧烈,肿块无缩小,则需手术治疗。一般在发病3~4天后疼痛轻微,往往不需手术治疗,常可自愈。手术方法:局麻后,用小弯剪刀在肿块上剪一放射状梭形切口,将血栓完整地摘除,伤口内填以凡士林纱布,不需缝合。

(2) 非手术治疗

① 红外线治疗:通过热能使黏膜下静脉丛破坏、凝固,产生无菌性炎症,术后痔萎缩,症状缓解。

② 液氮冷冻治疗:使组织迅速降温坏死,局部微循环堵塞,从而达到治疗目的。

③ 中药熏洗法:是祖国医学用以治疗疾病的一种独特方法,它具有祛除病邪、扶助正气的功效,它能借助温热及药物作用,使血管

扩张,以利于组织对药物加速吸收。用川芎、红花、苏木、当归尾、艾叶等活血化瘀药物熏洗治疗血栓性外痔,效果明显。

2. 结缔组织外痔　简称皮赘,由慢性炎症刺激肛缘的皮肤皱褶增大而成,痔内无曲张之静脉,有结缔组织增生,血管少,底宽尖长,大小形状不等,可以单个或多发。常是血栓性外痔或肛门手术的后遗症,多无明显症状,偶有瘙痒、下坠及异物感,如有炎症则感疼痛。

治疗:主要是保持肛门部清洁,避免局部刺激,一般不需手术治疗。

3. 炎性外痔　是肛缘皮赘或皱襞因感染发炎、增生而成,一般有较明显充血、水肿、触压痛、排便时疼痛加重。其发病主要是由于患者平素饮食不节,过食辛辣厚味之品,致体内湿热生成,或因久坐久蹲、负重远行、便秘致肛门气血不畅,湿热与气血相搏结,筋脉交错,气血纵横,结滞不散而成。

(1) 非手术治疗

① 西医治疗:多采用抗生素(注射或口服),外用 0.02% 高锰酸钾溶液坐浴热敷等治疗,但高锰酸钾溶液只起到了消毒杀菌的作用,并无促进外痔收敛吸收的作用,故疗效不尽如人意。

② 中药熏洗:是治疗肛肠病的传统方法,应以清热利湿、活血散瘀、消肿止痛为原则。《证治准绳·疡医》论述该法时写道:"淋洗之功,痈疽初发,则宣拔邪气,可使消退;已成洗之,则疏导腠理,调和血脉,探引热毒,从内达外,易深为浅,缩大为小;红肿延蔓,洗之则收;殷紫黑,洗之红活;逐恶气,祛风邪,除旧生新。"其主要原理是:在熏洗过程中,药物直接作用于病变部位,药液中的有效成分可透过皮肤发挥药理作用,且温热药液的熏洗可使局部气血经络得到温通,促进血运,增强局部组织的抗病能力。

③ 外敷法:是直接将药物敷于病变组织局部的一种治疗方法。其药物多以清热解毒、消肿止痛中药(冰片、芒硝、山栀子、大黄)等为主,加入个别西药抗生素及消炎止痛药物,具有抗菌消炎、减轻局

部炎症反应、促进血液循环的作用,以达到治疗目的。

④ 其他方法:红外线治疗、液氮冷冻治疗以及微波对于炎性外痔具有辅助治疗效果。

(2) 手术治疗:如经常有炎症发作,保守疗法不见效,可在局麻下做梭形切除手术。

二、外痔微波治疗

1. 定义　微波疗法是一种利用高频高压电磁波或超高频或特高频电磁波治疗疾病的一种高频电疗法,是利用微波对生物组织的热效应,对病变组织进行止血、凝固、灼除或消炎、消肿、止痛、改善局部组织血液循环等,达到治疗疾病的作用。

用微波治疗疾病,主要是通过微波辐射到人体被组织吸收后所产生的一系列生物物理反应,其中最重要的是热效应在起作用,其他为非热效应即热外效应,其机理尚不清楚。根据微波治疗机的性能及功率大小,及所产生热效应的强弱,可以有起理疗作用的温热疗法以及凝固止血、烧灼、切割等不同功能。

作用机理:通过微波作用使肛垫内组织形成内热效应,引起痔区无菌性炎症反应,使得血管变形狭窄、闭塞,痔核供血减少而达到止血,同时使血管周围组织纤维增生,肛垫与直肠壁组织粘连固定,从而达到消除内痔脱出的目的。当其作用于机体组织时,可使得细胞内外液的 K^+、Na^+、Cl^- 等在电磁场中移位产生振动、碰撞而发热。当微波量达到一定热度,可使蛋白质变性、凝固、坏死,从而使局部组织变性坏死,静脉丛萎缩变性,最终使痔核缩小,粘连固定至消失,出血停止,脱出症消失,达到止血消痔之目的。

2. 适应证范围　根据不同病情选择不同的方法。

(1) 温热疗法:多用于局部红肿热痛的炎性外痔、血栓痔、痔脱出嵌顿、肛缘水肿、直肠炎、肛门坠胀等以及创口愈合缓慢。主要通过微波的热效应作用,促进局部血液循环,改善局部组织营养,加速代谢产物及炎性产物的排泄,调节白细胞及抗体,增强机体防卫能力,从而达到消炎杀菌、解痉止痛等目的。

(2) 烧灼疗法:一般用于息肉肛周疣或肥大肛乳头灼除。

(3) 凝固疗法:主要适用于内痔或伴出血。目的是经微波照射后,使痔组织发生蛋白凝固变性,最后痔纤维化萎缩而消失。

内痔患者的肛垫支架由于伸展或断裂,致使肛管黏膜下滑而出现症状。炎症修复中粘连作用将肛管黏膜固定在其深层组织,可以达到治疗痔的效果。微波是一种电磁波,局部温度不断升高引起生物组织凝固变性。除了局部组织的凝固坏死外,还可使周围小血管痉挛和血管内血栓形成。痔核内有丰富的血管组织,因此微波的止血效果迅速而有效。

3. 具体操作

(1) 温热疗法:可使用直接接触法,如同体腔电极插入肛内;亦可用有距离照射法。体腔内辐射使用功率不应超过 20 w 或 4~8 mA(一般 5 mA),时间 5~20 分钟,最多不超过 20 分钟。有距离照射法则选用合适的辐射器(如柱状辐射器),对准治疗部位的中心,其间相隔一定距离,一般为 5~10 cm,进行照射即可。使用功率依据患者不同情况加以调节,一般从小剂量开始,如 20~50 w,达到患者最大耐受量为止。

(2) 烧灼疗法:一般用于息肉、肛周疣或肥大肛乳头灼除。所用功率一般为 50~60 mA,最多不超过 80 mA,时间数秒或 10 秒,以见到组织氧化发白为度。

(3) 凝固疗法:主要适用于内痔或伴出血。微波组织间加热法是将微波同轴电缆式针状辐射器插入病变组织或器官中,微波能直接被组织吸收,使辐射器周围一定区域组织发生变性、坏死变化的一种创伤性治疗方法。

4. 微波治疗进展　微波技术是一项新电子技术,具有电磁波的特征。就患者而言,首先,此法治疗毫无痛苦,且该疗法有较高的近期治疗优良率;其次,微波治疗的痛苦小,对病人的正常生活和工作均无任何影响,而且微波治疗操作简便、快捷,易于推广;最后,微波治疗属微创技术,故创面小、出血少、痛苦轻,愈合也快,一般不用抗生素,无药害及经济负担。

微波组织间加热技术治疗痔疮具有疗效高,且操作简单、安全、出血少、痛苦小、无需缝线、拆线、术后并发症少的特点。

微波治疗可降低治疗后不良反应,降低了患者经济费用,且因该法操作简便,易于掌握,确有操作简便、快捷、安全、无痛、疗效可靠的明显优势,值得推广应用。但需注意的是,尽管微波治疗是一种相对安全有效的治疗方法,仍应该重视组织蛋白质变性坏死所致的暗损伤,要求我们操作过程中要严格按照痔核大小来确定探针插入深度、辐射功率、辐射时间,以减少不良反应的发生。微波治疗仪价廉体积小,可随意搬动,无需特殊的辅助设施。微波组织凝固的操作方法简单、治疗时间短,预后平稳,疗效可靠,无需麻醉,无需住院,适合在基层卫生机构推广和应用。作为各级医院肛肠手术治疗前后的辅助很有帮助。单独使用受到很大局限。

三、外痔冷冻治疗

1. 定义　冷冻疗法的作用机制是使用液氮能使温度下降至$-196℃$,组织产生不可逆性损伤,发生组织坏死、脱落,达到祛除病理性组织结构的目的。或用冷针刺入痔核,冷冻损伤区血管内血小板凝聚,血栓形成,血管内皮细胞变性肿胀。这些变化必然导致组织缺血性坏死。通过组织修复,纤维组织收缩,使内痔皱缩,达到治愈目的。

冷冻疗法的治疗机理:因组织内含有97%的水、蛋白质和脂肪,冷冻可使细胞内液迅速冻结,细胞膜破坏,因离子改变,蛋白变性,然后液化,引起组织破坏,故冷冻可直接导致痔组织细胞的变性坏死。同时,冷冻对痔核内血管丛效应非常敏感,微小血管冷冻后可发生水肿、内膜增生、管腔狭窄,加上血小板凝集等因素,造成血流停滞,血管栓塞,导致痔组织缺血性坏死,其后通过组织修复再生达到治疗目的。

冷针治疗内痔与一般的冷冻疗法其机理有所不同,冷针刺入痔核内形成针形冷冻腔隙,空腔壁解冻后形成针柱状组织坏死,此坏死组织即起"异物枯痔钉"作用,其冻溶后,其针状腔隙即起"钉道"引流作用。

2. 历史发展沿革　冷冻外科由美国一位皮肤科专家 Wright 于 1896 年开始用于临床。当时冷冻源是 CO_2。自 1915 年液氮问世之后,冷冻外科才真正发展起来。

1961 年 Cooper 发明冷冻手术装置,最初的几年,主要运用于脑外科及眼科领域,自 60 年代后期方被应用于普外、皮肤科、妇科等其他医疗领域。1968 年 Cage 报道对不能手术切除的直肠癌实施冷冻手术,这是该疗法在肛肠科的最早应用。1969 年 Gazzaniga 和 Lewis 首先提出在痔疾等良性疾患治疗中采用冷冻疗法,最初报道用液氮治疗痔病 50 例,当时被认为是最新的非手术疗法,能根治痔病,痛苦极小、不需麻醉、经济便宜,因而风行于世。日本柳田在 1972 年最早报道了运用冷冻手术治疗痔病的临床疗效。

3. 适应证范围　本疗法主要适用于各种类型的外痔、内痔、嵌顿性内痔,混合痔的内痔部分,但肛周感染及环形脱出内痔,若内痔中动脉搏动明显,则为禁忌证。

4. 具体操作　使用本疗法时,先用直肠镜检查病人后,确定痔核的部位,通过直肠镜将冰冻丝针头放于痔核黏膜上,接通液氮后,针头即紧紧粘住黏膜组织,立即冻结成冰球。一般治疗大的痔核约需 5 分钟时间,即可见冰球向四周扩散,冰球的直径要超过冷冻头 $0.5\sim 1.0$ cm 以上,临床医生可根据冰球的大小判断其坏死范围。有人研究发现,上皮与组织间隙出现冰晶,组织间隙扩大,血管内血栓形成以及局部组织坏死,肉眼可见 1~2 天内痔中心成深紫色或紫蓝色变性组织,周围充血,触之发硬,2~7 天表层坏死,呈灰白色或苍白色,周围有白色黏液状分泌物附着,8~12 天大块硬结逐渐吸收,仅见少数淤斑性小硬结分散于黏膜间,2 周左右硬结吸收,黏膜间有白色纤维组织增生。用足够的时间使足够的组织受到冰冻受冻组织应与被切除的组织量相等,必须使整个痔组织发硬,变成白色,将内痔向下牵拉冷冻时,注意勿损伤括约肌。

(1) 冷冻方法

① 平面接触型探头的冷冻方法:患者取截石位,做好麻醉,让肛门括约肌松弛(老人及肛管松弛者也可不麻醉)。取肛门镜扩开肛管,看清内痔的大小和部位,然后把肛缘向外侧牵拉,以便把痔核充分牵拉到手术野,用冷冻头紧贴痔核开始冷冻。一旦当痔核与冷冻头冻结粘连后,为了充分冷冻痔核上方,再把冷冻头尖端轻轻向上埋进痔核内。此外,为了减轻对肛门括约肌的影响,再把整个冷冻头轻轻上提,而且向外方稍稍牵拉。边观察边冻结痔核,直至整个痔核都冻结为止。

② 液氮浸冷弹射式冷针冷冻法:术前患者无需禁食,须排空大便,洗净肛门。治疗前做肛门指检及肛门镜检,记录痔核形态、数目、部位。如指检时发现内痔中动脉搏动明显,可考虑改用其他治疗方法。

将灭菌干燥之冷针处于弹射状态,如针有水时,制冷后会影响弹射动作。根据痔核直径大小,调节冷针尾部的射入深度调节螺栓,以不超过痔核直径深度为宜。将冷针浸入盛有液态氮的瓶中,可见液态氮迅速气化。约15秒左右,液态氯沸腾状态突然停息,标志冷针已制冷到 $-196℃$,即可损伤使用。

患者取右侧卧位,两腿前屈,无需麻醉,以简式肛门镜充分暴露痔核,肛门镜前沿压在齿线部位。将肛镜上的特别吸引器外接吸引器皮管。随时吸出镜筒内雾气及血液,以保持镜筒内视野清晰而便于操作。用0.1%新洁尔灭液消毒痔核。将冷冻头部粘接环轻触痔核,约4秒钟即可粘住痔核。将痔核轻拉移近肛管中轴线,按压弹射扳机,将冷针刺入痔核。刺入角度与直肠平行或不超过30°,刺入深度不穿透痔核。冷针在痔核内位置应在黏膜下层,不能深入肌层。冷冻时间约为1~3分钟,俟冷针自动脱离痔组织,可见痔核内形成一条针形冰冻坡道。较大痔核可另刺第二次。如需治疗第二个痔核,可重复上述操作。治疗完毕后亦可用消炎膏油棉填塞肛内。

(2) 治疗注意事项

① 每次冷冻一般不超过 3 个痔核,应先冷冻大的、出血及位置高的痔核。

② 冷针若不慎与正常组织粘连时,不可用力牵拉,以免撕脱组织引起出血,可稍等 2 分钟,待其自行脱落。

③ 对肛门松弛的老年、妇女、体弱患者,冷冻后痔水肿,如脱出肛外,要及时予以复位。

④ 同时冷冻多个痔块时,应在痔核之间保存 0.3 cm 左右的黏膜及皮肤桥,以防因冻伤面积过大而形成肛门瘢痕狭窄。

⑤ 合理选定冷冻时间。冷冻时间过短,则易残留部分痔体,过长则易冻伤肌层。如损及大血管,还会引起大出血。冷冻时间应根据痔体大小及纤维化程度合理选定,痔核体较大或纤维化重者可适当延长冷冻时间,至整个痔本体成冰球。

⑥ 冷冻次数及复冻时间亦很重要。对痔核小者可施术 1~2 次,对痔核大而多者可多至 3~4 次方可痊愈。二次冷冻的间隔时间为 2 周左右。后一次应视为前一次治疗的补充,相隔时间不宜过长,而过短则易出血。冷冻治疗重复性较好,连续治疗可提高疗效。

5. 冷冻疗法总结　本疗法操作简便,安全可靠,疗效显著,并发症少。

我们认为冷针疗法仍属于枯痔疗法的一种类型,事实证明,"枯痔"是可以继续提高、发扬光大的,决不是已临绝境的疗法。

冷冻疗法的优点:① 无原发和继发性出血的危险;② 术后疼痛和不适轻微;③ 术后没有肛直肠狭窄的危险;④ 住院时间短,花费少;⑤ 冷冻对痔核有良好的止血作用,痔核缩小率为 80% 左右。

但冷冻疗法的术后并发症也较多,其主要并发症有:① 疼痛(Ⅰ~Ⅱ期),发生率约为 33%。② 分泌物较多。据高法松报道,常见潮湿污染内裤,甚至需用棉垫。③ 水肿及痔核脱出,发生率约为

6%～30%。④ 肛门坠胀,发生率约为38%～73%。⑤ 大出血,发生率为1%～5%。

此外,使用二氧化碳作为冷冻源时,痔核组织内温度很难达到-20℃,因温度过弱而很难奏效。而使用液氮作冷冻源时,虽然能得到强烈的低温而奏效,因有大出血可能而在门诊患者难于使用。再则虽说液氮冷冻疗法比较彻底,但在5～6年后的复发率仍相当高。因不能冻结全部痔核,而对环状痔或子痔难于奏效。

四、外痔的透皮吸收治疗——巴布剂治疗

1. 巴布剂概念

巴布剂(拉丁学名为Cataplasma)系指药材提取物或药材,和适宜亲水性基质混合后,涂布于背衬材料上制成的外用制剂,主要供皮肤敷贴,可产生局部或全身作用的一类外用制剂。

巴布剂分为三层,即:① 保护层:贴剂表面一层聚酯保护膜,使用前揭去;② 储药层:一层含水分子和药物的水溶性高分子框架结构;③ 支持层:一层容许空气流通的无纺布,非常接近动物人的皮肤含水状况。在这样的环境下,小分子药物可以在其中沿着浓度梯度自由移动,由此造成膏体内药物最大限度地渗透入皮肤进入局部组织。

2. 应用研究进展

(1) 应用进展:巴布剂是在一种古老的剂型即"泥罨剂"的基础上发展起来的。20世纪70年代首先由日本开发成功,在日本深受患者的欢迎,日本药局方第11改正版对巴布剂作了明确的规定,并于20世纪80年代成功打入欧美市场,现在已在欧、美、日、韩等地大量使用。我国巴布剂的研究起步较晚,80年代初引入,可分为泥状巴布剂和定型巴布剂两类。泥状巴布剂与泥罨剂相似,属于软膏状剂型,而定型巴布剂系指将药物溶解或混合于水溶性高分子材料基质中,摊涂于无纺布的裱褙材料上,表面覆盖聚乙烯或聚丙烯薄膜,按使用要求裁成不同规格,装入塑料袋中,供皮肤贴敷的外用剂

型。上世纪 90 年代由上海雷允上药业有限公司中药三分厂生产的国家三类新药复方紫荆消伤膏，获得国内第一个巴布剂新药证书，成为国内第一个药准字的巴布剂外用膏药。2000 年版《中华人民共和国药典》(一部)的制剂通则中正式收载，并将其定义：巴布剂是指药材提取物、药材与适宜的亲水性基质混匀后涂布于布上制成的外用制剂。从此在我国药典上开启了巴布剂药膏的先例。我国在第 3 版《药剂学》教材中开始有了简单的介绍。

(2) 研究进展

① 基质研究

汪小根等采用均匀设计方法，以初黏力、持黏力和透皮速率为评价指标，各基质及其用量为因素和水平进行 $U_{17}(17^{11})$ 的实验，得出最优配比组成卡波姆U10-聚丙烯酸钠(NoveriteTM7s)-甘油-山梨醇-高岭土-柠檬酸-三氯化铝(1.0：5.0：20：2.0：2.0：0.25：0.2)。

许可等采用均匀设计实验结合 SPSS 回归分析，对持粘力、剥离强度、赋形性、反复揭贴性以及背衬材料的渗出情况进行了考察，优化巴布剂的基质设计，结果表明：巴布剂基质的最佳处方为明胶：羧甲基纤维素钠(CMC‐Na)：聚丙烯酸钠(PANA)：高岭土：$AlCl_3$：柠檬酸：聚乙烯吡咯烷酮 K‐30(PVPK‐30)：PEG400：丙二醇：吐温‐80＝0.25：0.1：0.2：1.5：0.4：0.6：0.8：2：1：0.5。此巴布剂工艺合理、质量可控，是一种安全、有效的透皮给药制剂。

赵田等采用 $L_9(3^4)$ 正交试验，以 180°剥离强度、抗张强度、断裂伸长率测试前后胶面的破坏情况为衡量指标，优选出巴布剂基质配方为壳聚糖 0.2 g、PVA 0.3 g、明胶 0.8 g、GAT1.5 g、GAE 2.0 g、甘油 0.3g。

② 制备工艺研究

刘淑芝等用正交实验法，以膏体的均匀性、膜残留性、柔软性、可涂展性及对皮肤的追随性为综合考察指标，以剥离时黏着力为量化指标,优选出制备工艺的条件为:搅拌20～40分钟,膏体温度50℃,赋形剂组先与填充剂混合后,再加入黏性剂。此外,在搅拌炼合过程中,搅拌速度对膏体物理性状的影响不容忽视。速度过快,不但会给膏体中带来很多气泡,而且由于剪切力的作用会使膏体黏性下降;速度太慢,膏体不易均匀。

庄桂霞等研究颈舒巴布剂的制备工艺时,以快黏力、剥离强度、内聚力为量化指标,采用$L_9(3^4)$正交试验优选基质,用电子式万能实验机测定力学指标,同时对最佳含水量进行单因素考察。发现聚乙烯醇:聚丙烯酸钠:甘油:羧甲基纤维素钠以0.5:2.0:1.0:0.8的比例,加入一个处方量的颈舒中药浸膏,膏体含水量为30%时粘贴性能最好,这表明颈舒巴布剂配方合理,制备简单易行。

李海鹰采用正交试验,以黏着力为指标评价基质优劣,优选巴布剂基质处方,将药物浸膏加入到最优比例基质中,制备了摩风巴布剂,所制得的巴布剂性状稳定,黏性适度,延展性、保湿性均良好。

③ 透皮促进剂的研究

氮酮(Azone)是近年来应用较为普遍的一种透皮吸收促进剂,其特点是无色无臭,对人体粘膜产生刺激小,有效浓度低,对亲水亲油性药物均有促进作用。其使用浓度一般在2～10之间。它主要是通过增加角质层类脂流动和溶解皮肤的类脂来增加药物的透皮吸收。

Norlen研究表明,氮酮能降低脂质体的相变温度,增加脂质的流动性。荧光探针研究提示氮酮可与脂质分子的烃链相互作用,认为氮酮的作用机制可能是由于与角化层间质的脂质发生作用,增加其流动性,减小了药物的扩散阻力。

寿旦等采用改良Franz扩散池法,以胡椒碱的体外透皮吸收率指标,考察了透皮吸收促进剂氮酮对化瘀巴布膏体外透皮吸收的影响,结果表明,氮酮可明显增加化瘀巴布膏的透皮吸收。

林桂涛等采用体外扩散池法,以乳康巴布膏中芍药苷的经皮渗透量为指标,发现氮酮能增加药物的吸收速度和吸收量,当氮酮含量为3%时,药物的吸收量和吸收速度最大,再增加氮酮的用量,药物的吸收量和吸收速度减小。

毛林燕等通过改良Franz扩散池进行小鼠体外皮肤渗透实验,以丁香酚为指标,考察咳喘巴布膏的体外透皮渗透情况,结果表明咳喘巴布膏本身具有良好的透皮作用,经皮渗透能在短时间内较快地达到一定药量,随后缓慢持久地释放药物,加入1.5%氮酮作为透皮促进剂效果最佳。

Michniak等考察了溶解于丙二醇中的N-十二烷-2-吡咯啉酮分别与3%、10%、40%、80%的Azone、十四烷酸异丙酯、PEG 400、1-甲基-2-吡咯啉酮、Miglyo 1818和Miglyo 1840合用对氢化可的松经皮渗透的影响,发现除了PEG 400、1-甲基-2-吡咯啉酮、N-十二烷-2-吡咯啉酮外,其他均可与丙二醇产生协同作用。

王晖等通过测定不同时间5-氟尿嘧啶(5-FU)的累积透过量、渗透系数和增渗倍数,探讨薄荷醇及其组分系统对5-FU经皮渗透的影响。结果表明:不同浓度薄荷醇单独或联合应用时对5-FU经皮渗透均有明显的促进作用,其中含2%浓度的薄荷醇组作用最强,可增加1.45倍。

④ 质量控制方法研究

张玉娥等建立了分光光度法测定双黄少腹贴中盐酸小檗碱含量的方法,该法操作简便,分离良好,结果准确。

刘东文等采用薄层色谱法对渭良伤科贴膏中黄连、大黄进行定性鉴别;采用高效液相色谱法对贴膏中栀子苷进行含量测定。结果:在薄层色谱中能检出黄连、大黄的特征斑点;高效液相色谱法测定贴膏中栀子苷的质量,栀子苷进样量在0.24~3.00 μg范围内与峰面积积分值有良好线性关系($r=0.999$),平均回收率为98.92%,RSD为1.39%($n=5$),方法简便准确,重复性好,可用于该制剂的质量控制。

林桂涛等用TLC法和毛细管GC法建立麝香通痹巴布膏的质量标准;结果在TLC中以冰片、没药、独活、当归药材为对照,能较好地鉴别出制剂中各对应药材;以血竭素的高氯酸盐对照品为对照能较好地鉴别出制剂中的血竭;毛细管 GC 法能准确测定出制剂中麝香酮的含量,麝香酮在 $0.026\sim0.078\ \mu g$ 范围内呈良好的线性关系,$r=0.9992$,麝香酮的平均回收率为 97.57%,RSD 为 1.50%;表明所建立的方法简单可行,能快速准确地对麝香通痹巴布膏进行鉴别和含量测定。

⑤ 药理毒理的研究

张华等对处方中含有生草乌的那如巴布剂进行毒理学研究,结果发现巴布剂对家兔完整及破损皮肤无明显的刺激反应,对豚鼠无过敏反应,家兔未见急性毒性反应,提示其临床用药的安全性。

周晖等近期对 α 细辛脑毒理学研究表明,α 细辛脑的毒副作用不容忽视,α 细辛脑有致突变作用,同时当 α 细辛脑大于 $182.5\ mg/g$ 时对大鼠有致畸作用。根据仅细辛脑的性质及透皮给药的优点,我们研制了 α 细辛脑巴布剂,以降低其毒副作用,以求达到持续、稳定、可靠的疗效。

3. 制备工艺

巴布剂制备工艺主要包括基质成型工艺和制剂成型工艺,基本过程如下:

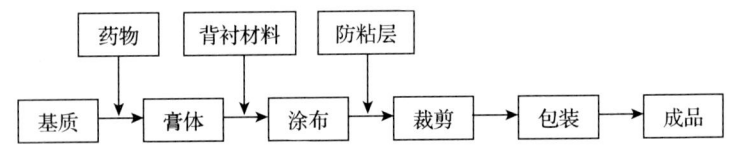

中药巴布剂的物理性状,除受原料的影响、基质配方配比的影响以外,制备工艺是影响巴布剂膏体物理性状的重要因素之一。巴布剂制备工艺的研究主要有基质选择研究、涂布工艺与工艺流程的选择。基质选择研究包括基质原料、规格的选择及其与基质的配比、调制顺序和炼合温度的选择等。涂布工艺研究主要是延压涂布、热溶涂布和药液涂布等方法的选择。巴布剂基质中含有多种水溶性高分子化合物,在制备过程中要特别注意混合方法、搅拌时间及水浴温度控制。水溶性高分子化合物搅拌时应注意剪切速率不能过大,否则其相对分子质量降低后就得不到其应有的黏性。尤其注意的是高分子化合物的添加方法,选择适当的添加方法是制成巴布剂的关键。

巴布剂的制备工艺研究没有现成的方法可以照搬,应因药而异,结合药物的性质,选择相应合理的制备工艺条件。

4. 优缺点

(1) 优点:巴布剂采用高分子材料作基质,具有药物容量高、剂量准确、透皮效果好、药物成分可测、质量可控、透气性好、透皮性、贴敷性、保湿性好,贴着舒适、不污染衣物、无致敏与刺激性等特点,同时,不会产生铅中毒、皮肤过敏等不良反应,在温度、湿度变化的贮藏条件下软硬度适宜,不变质,稳定性高。

与传统橡胶硬膏剂相比,① 巴布剂主要以水溶性高分子材料为基质,对皮肤无过敏、刺激反应,剥离时无疼痛感和残留;② 对低离子强度和水溶性组分承载能力强;③ 生产过程中不使用有机溶剂,对环境无污染;④ 较高的含水量可促进药物从贴布向皮肤释放,并且水分在蒸发时会带走皮肤上的热量,带来凉爽感。

与口服药相比较,无需经过消化道,不受食物、胃液的影响和破坏,生物利用度高。在迅速起效的基础上,追求治疗效益的最大化,避免了通常口服给药对胃肠黏膜和肝脏所造成的刺激和损害。

由于生产过程中不使用汽油和其他有机溶剂,既避免了中药中挥发性成分在生产过程中的损失、保证药效,又避免了汽油对环境的污染。

(2) 缺点:中药巴布剂多为复方制剂,药味多、基质多、有效成分含量少,为了确保疗效,必须对有效成分进行含量测定。因此,要摸索出不同药物、不同基质配方下的含量测定方法。

中药巴布剂缺乏系统性和较深层次的技术研究,缺乏统一、科学的巴布剂制剂质量检测指标和方法。技术指标主要参照一般橡胶膏剂的测定内容，如黏着力和含膏量等，缺乏能反映中药巴布剂特点的指标，如制剂的含水量、pH值、基质或膏体厚度、反复揭扯性能、使用或一次敷贴时间、裁剪后的制剂重量差异等。中药巴布剂中药物的透皮吸收率为 $10\%\sim18\%$，原因可能是由于中药的有效成分大多为大分子物质，不易透过角质层和类脂双分子层，所以要进一步研发新的透皮促进剂，增加其透皮吸收率。我国中药巴布剂生产设备与国外相比差距甚大，国内尚无定型设备生产，生产厂家很少，尚缺乏规范性，制约了中药巴布剂的产业化；应抓紧新设备的研究和开发，从根本上提高中药巴布剂的质量水平。

5. 我们的研究成果

自问世以来，中药巴布剂作为一种新型外用贴剂，在治疗软组织挫伤、关节炎、骨质增生、腰椎突出、腹腔疾病及癌症等各种疾病引起的疼痛方面取得了令人满意的疗效，但在肛肠领域尚未应用。在长期的临床应用中发现对于炎性痔、血栓性痔等肿痛型痔病传统的油膏剂具有使用不便、多发湿疹反应等缺陷。清凉膏是原中华中医药学会肛肠会会长、国家级名老中医丁泽民教授的经验方，是南京市中医院院内制剂，具有清热解毒、活血止痛之效，主要由黄连、血竭、乳香、没药、青黛等中药组成。我院将其剂型改为巴布剂，并做了相关的抗炎、镇痛效应观察。实验研究表明，清凉痔疮巴布膏具有明确的镇痛作用和良好的抗炎作用，具有生物利用度高、使用方便、给药恒定、无刺激性及致敏性、无残留污染、载药量较大、可经皮肤经络穴位吸收、保湿透气性好，且反复揭帖不影响疗效等优点。

第六章　混合痔的微创治疗
——围扎悬吊术

近年来,随着对痔研究的深入及认识的提高,痔的理论已由原来的直肠上、下静脉丛曲张学说为重点转向以肛垫下移为重点上来。即过去认为由于直肠上下静脉丛的血液回流受阻淤积,压力增高,再加上其静脉壁薄而致其曲张,甚至血栓形成等而形成痔。目前认为由于肛垫的下移使肛管黏膜下移,解剖位置及结构均发生了改变,从而使其中的血管被拉伸或扭曲,破坏了血管的结构及功能,再加上括约肌的压力及重力的作用等,使血液回流困难,从而形成痔血管曲张或静脉血栓。因此,防治肛垫下移,恢复肛管黏膜的解剖结构,才是治疗痔的根本方法。

而围扎悬吊法正是使肛垫及肛管黏膜上移,恢复其正常的解剖位置及结构,同时又结扎阻断了痔曲张的静脉血管,使之萎缩好转或消失。该方法能够同时对两种学说所致痔病作出针对性的治疗,现将围扎悬吊术介绍如下。

一、围扎悬吊的理论基础

1. 中医理论基础

(1) 结扎:祖国医学关于痔的结扎疗法的论述异常丰富,早在长沙马王堆汉墓出土的帛书中就有记载:"牡痔居窍旁……以小绳,剖以刀"。这也是人类最早记载的关于痔结扎疗法的叙述。宋代《太平圣惠方》中记载:"用蜘蛛丝,缠系痔鼠乳头,不觉自落"。这是我国最早结扎疗法的雏形。清代《医宗金鉴》有："凡遇痔疮瘿瘤，顶大蒂小之证，用线一根，患大者用两根，双扣系扎患处，两头留线，日渐紧之，其患自然紫黑，冰冷不热，轻者七日，重者十五日后，必枯落"。结扎治疗原理是阻断痔核气血流通，使痔核坏死脱落，遗留创面修复自愈。

（2）枯痔：所谓"枯痔"祖国医学的概念是痔疮脱水干枯坏死。祖国"枯痔"经历了枯痔散-枯痔钉-枯痔液的演变发展过程。枯痔疗法是祖国医学治疗痔病的传统方法，是将具有枯痔作用的药物置入痔体内引起急性炎症反应，使痔体充血、水肿、坏死，直至脱落或纤维化而愈。其"枯"有枯萎脱水之意。取祖国医学中"酸涩固脱"之源。

2. 西医理论基础

肛垫学说认为肛管血管垫是位于肛管和直肠的一种组织垫，简称"肛垫"。当肛垫松弛、肥大、出血或脱垂时，即产生痔的症状，并可脱出于肛管外。肛垫移位产生痔，痔是肛垫移位的临床表现或后果。因此治疗痔，应将脱出的痔回复，从而改善因脱出引起的一系列症状。

肛垫由三部分组成：① 静脉，或称静脉窦；② 结缔组织；③ Treitz肌，该肌是指介于肛门衬垫和肛管内括约肌之间的平滑肌，具有固定肛垫的作用，当 Treitz 肌肥厚或断裂时，肛垫则脱垂。正常情况下，肛垫疏松地附着在肌肉壁上，排便后借其自身的纤维收缩作用，缩回肛管。当肛垫充血或肥大时，极易受损而出血，并可脱出于肛管外。

二、围扎悬吊的思想来源

随着微创外科理念和快速康复理论的发展，痔的传统手术相对创伤重、痛苦大、恢复慢、风险高。人们越来越多地选择相对创伤轻、痛苦小、恢复快、风险低的术式，然而没有一种术式能适合所有的痔病。超声多普勒引导下痔动脉结扎术和 PPH 术是伴随微创外科应运而生的痔病微创术式,也与当今痔的治疗重在消除或减轻其主要症状,而非"根治"相符合,然而两种术式均未对痔本体进行处理。围扎悬吊术试图寻找到二者的结合点,即:在痔动脉结扎的基础上发展而来,改良和延伸PPH术,同时不破坏肛垫和齿线区,很好地保护了肛门的功能,又减少了并发症、后遗症,符合"温存护肛"的学术思想。

三、围扎悬吊的适应证

经过长期观察,我们总结此术式的适应证主要有以下几种:
(1) Ⅱ、Ⅲ期内痔。
(2) 以黏膜松弛型内痔为主的混合痔。
(3) 高龄、高血压病、糖尿病、身体情况相对较差或耐受较差患者的痔。
(4) 病情严重,相关疾病治疗稳定后以非手术治疗为主的痔。

四、围扎悬吊术的具体操作方法

术前予清洁肠道,局部备皮,麻醉方式根据患者病情程度选用鞍麻或局麻。患者麻醉成功后,侧卧于手术台上,用0.5%碘伏常规消毒术野皮肤,铺置无菌巾单,然后用1∶1 000洗必泰棉球消毒肛管及直肠下端黏膜;扩肛至四指,充分暴露痔体,血管钳提起痔体,3-0可吸收带针线平行肛管于痔体顶端痔动脉处跨肌层作"8"字缝合并打结;依据痔体大小,沿痔本体连续做包围式缝合数针,终止于齿线上0.5 cm。间距视痔体大小而定,一般为0.5~1 cm;取进针线和出针线做纵行打结于进针原位,将松弛的黏膜及萎缩的痔体悬吊到正常部位。同法处理其他痔体。术毕,油纱填塞,塔形纱布固定,安返病房。

五、围扎悬吊术的手术关键及注意事项

1. 准确缝扎痔动脉　痔上动脉(即直肠上动脉)是肠系膜下动

脉的延续,通过盆腔内结肠系膜穿入直肠后壁,随即分为小支。根据张东铭的研究,分为左右两个分支的最为多见,约占53.3%。左右两分支在肛直线上方5 cm处再各分出粗细均等的前后两支,然后再分为若干小支。伴行静脉与动脉分布呈对应的形式排列,临床中我们发现各个患者痔的数目和位置各不相同,因此痔上动脉的分支错综复杂,但还是以左侧,右前,右后(即截石位3,7,11点)3条最为常见。当痔发展到Ⅱ期以上时,动脉代偿性扩张,可触摸到搏动,这就为结扎痔上动脉提供了有利的条件。痔上动脉结扎后痔供血减少,结扎点下端未再触及动脉搏动,痔体明显缩小。当痔上动脉难以扣及,我们的经验是可在痔体上端(近心端)或母痔区寻找。需要说明的是寻找痔动脉,并准确缝扎,与临床医生的临床经验密不可分。

2. 围扎掌握"上紧下松""纵紧横松"的原则　　临床我们对痔体本体缝扎的高度和两针缝合的间距可随痔体大小及脱垂程度的轻重而适当增减,但最低应在齿线上(0.5～1 cm)。围扎痔体的宽度应窄而长,间距应以0.3～0.5 cm为最佳。"上紧下松"指的是痔上动脉结扎需紧扎,而痔体围扎需松扎,为悬吊上提余留空间。"纵紧横松"指的是悬吊时对缝线松紧度的把握,当出针点将痔体悬吊到进针原位时需要紧扎,而横缝痔体是需松缝,以保证缝扎的方向及作用力主要沿肛管纵轴进行。这样可以充分悬吊,又可有效地避免肛门狭窄。高宝刚认为术中缝扎悬吊取斜向(与肛管长轴成30°～50°),这样就避免了导致肛门及肠腔的狭窄,同时阻断血管效果也确切。

3. 优质的针线非常必要　　围扎痔体用可吸收线,第一可加强术中止血作用,同时利用其(10～15天)开始吸收的周期缝扎固定,避免术后痔体坏死脱落时(7～12天)创面裂开,而造成的术后继发性出血。第二可吸收线本身的刺激性作用,使组织纤维增生封闭动脉血管固定肛垫,达到止血防脱的目的,同时其可被组织吸收,不用拆线,避免线头被创面包埋而引起的引流不畅。

4. 其他　理想的体位；充分暴露术野；进针必消毒，以防感染；出针后适当牵引，防止血肿；深度达肌层，保证效果均不可忽视。

六、围扎悬吊术的疗效评价

高宝刚使用此术式治疗16例内痔患者，手术操作简单，时间短，约15～20分钟即可完成。手术当日下床活动，术后第一次大便开始有少量陈旧积血，其后无出血，病人无明显肛门疼痛，无或有轻度肛门肿胀，术后3天出院。所有病人症状消失或明显改善，有效率100%，无肛门失禁、肛周感染及肠腔狭窄等并发症的发生。随访6～24个月，无复发。南京市中医院肛肠科王业皇教授使用此术式治疗了30例Ⅱ、Ⅲ期内痔患者，并且同外切内扎术进行了比较，此术式在术中出血量、术后3天肛门疼痛、尿潴留、术后10天出血情况、住院时间、创面恢复时间上明显优于外切内扎术。

七、围扎悬吊术的意义

1. 通过对痔动脉结扎，阻断进入内痔的血液，同时不损及静脉回流，流入/流出比降低，达到断流后痔失供而缩小。

2. 可吸收缝线对痔本体的阶段性压迫捆绑作用能将痔黏膜纵横径缩短，起到缩小痔体的即时效应。围扎黏膜基底部跨部分肌层应窄而长，以便有一较长之纵形瘢痕支持固定直肠黏膜组织，减轻坠胀不适感，提高疗效。

3. 围扎缝线本身埋于痔内，其局部刺激引起慢性炎症，促进直肠组织周围纤维化，将脱垂的肛管直肠黏膜固定在直肠壁的肌层，以固定松弛的肛垫，达到止血及防止脱垂的双重目的。

4. 悬吊在对痔体处理的情况下将下移肛垫及肛管部位组织整体向上提升，恢复到正常位置，使其不再下移或脱垂，达到治疗混合痔的目的。此外还可使部分外痔边缘上提，使痔体整体回缩。需要说明的是，对可切可不切的外痔突出部分，通过相对的内痔悬吊，痔可消失，这样可减少肛缘过多的切口和组织破坏，从而减少黏膜外翻、肛门失禁和肛管狭窄的发生。

八、围扎悬吊术的优点

本术式不切除肛垫,尽量避免破坏齿线区。通过围扎悬吊将脱垂的肛垫上提复位,并在术中尽可能保留肛垫的结构,以达到术后不影响肛门精细控便能力的目的,从而尽可能保护了肛门功能。具有如下优势:

1. 符合简约化、微创化、人文化、经济化的治疗原则,既可以彻底消除或减轻病症,又能维护肛管正常生理解剖结构。
2. 损伤轻,恢复快,痛苦小,并发症少。
3. 适应人群广,尤其对年龄较大或有原发疾病患者具有一定优势。
4. 操作简便,出血少,风险低,适宜在基层医院开展。
5. 住院时间时间短,术后生活质量高。
6. 不借助高质耗材仪器,价格较便宜,易被患者接受和推广。

第七章 痔病微创治疗适应证的选择

一、痔病治疗中存在的问题

痔病是一种常见病、多发病。目前，外切内扎术（Milligan－Morgan术）是临床上治疗痔病最常用的手术方式。该手术具有操作简单、疗效确切的特点，但因其损伤较大，术后肛门疼痛、出血、肛周水肿、尿潴留等副作用难以避免。严重的痔病，术后还可因肛管上皮损伤过多而出现肛门狭窄等并发症，特别是创面较大、疼痛较剧、愈合时间较长这三大难点，一直困扰着医患双方。避免或减轻痔病术后副作用的微创治疗方法，是目前肛肠专业工作者急需研究的课题。

吻合器痔上黏膜环切术（procedure for prolapse and hemorrhoid，简称PPH术）是近年来随着肛垫下移学说的兴起而发展起来的治疗痔病的新技术，它具有创伤小、疼痛轻、恢复快的优点，此手术由过去的以摧毁消除痔核本体为目的，改为消除症状为目的。由过去尽可能彻底地在解剖学上将痔切除的方法，改为通过手术将脱垂的肛垫复位，并在手术的过程中尽可能保留肛垫的结构，以达到术后不影响或尽可能少地影响精细控便能力的目的。通过悬吊、断流、减积的治疗原理达到治疗痔病的目的。

但由于该术式是整圈切除痔上黏膜，对肛管上皮仍造成了一定的损伤，因而术后出血、残留皮赘、术后疼痛、肛管感染、里急后重、尿潴留等并发症难以避免。在治疗非环形脱垂性痔的时候，PPH术在环形切除痔上黏膜的同时，亦切除了部分无痔区的痔上黏膜，扩大了创伤，加重了患者的痛苦，同时增加了并发症发生的几率。此外，在实际操作过程中，临床医师荷包缝合方式不规范。黏膜下荷包缝合是 PPH 术的核心步骤，它将直接影响到黏膜环切的完整性、切割肠壁的深浅度、切割黏膜的多少及切割线的高度和肛垫提吊的效果。临床中还有使用双荷包和双半荷包缝合加前后牵引的"四点牵引法"，这些方法如何规范，目前仍缺乏统一标准（规范）。Gravié JF 等报道了有些患者在 PPH 术后遗留有像传统手术疗法一样的肛门直肠功能的失调问题。Nunoo‐Mensah JW 等提出 PPH 术后易复发，这可能跟做手术的技术有关，提示手术过程中需要注意细节问题。PPH 术从开始运用于临床到现在刚刚 10 余年，其治疗痔病的远期疗效尚有待进一步观察。

1995 年以来，超声多普勒引导下痔动脉结扎术（Doppler‐guided hemorrhoid artery ligation, 简称 DG‐HAL）作为一种简便、安全、有效和低侵袭性微创外科治疗手段，在日本、欧美等发达国家取得了成功，获得了比较满意的疗效。

超声多普勒引导下痔动脉结扎术是一种集超声波探查、缝扎手术为一体的新的诊疗技术。美国胃肠病学杂志记载，1995 年日本 Morinaga 教授首次运用了痔动脉结扎（Haemorrhoidal Artery Ligation, HAL）方法治疗痔病。在欧洲，这种安全、有效、无痛的治疗方法深受广大患者和外科医生的欢迎，已经在上百家医院推广应用，对出血性痔病疗效极好。通过特制的带有超声波探头的直肠镜可快速确定痔动脉的位置，并可通过操作窗口准确、方便地缝扎痔动脉，从而阻断血流，降低痔体内压，达到迅速止血、使痔体萎缩的目的。Bursics A 等认为超声多普勒引导下痔动脉结扎术是治疗痔病的理想方法，符合微创手术的条件，具有操作简单、安全、有效、疼痛轻、并发症少等优点，其止血疗效确切、创伤小、术后恢复时间短，符合微创外科发展的潮流，并且结合悬吊法治疗痔病，与传统手术相比具有明显优势。国内学者王业皇等对多普勒引导下结扎痔动脉治疗内痔进行了初步的临床观察，结果表明该法疗效明确，无出血、疼痛、水肿等传统手术常见的并发症,显示了良好的发展前景。但因该术式仅适用于以出血为主的Ⅰ、Ⅱ期内痔,对脱出性的内痔则效果较差,因此,超声多普勒引导下的痔动脉结扎方法也需改进,以适应脱垂性痔病的治疗要求。

总体说来,目前对于痔病的治疗,临床上存在以下问题:

(一) 治疗过度化

根据现代痔的概念,痔的治疗原则是治疗痔的症状而不是根治痔本身,Marino指出:不要治疗没有肛门症状的体征,也不要治疗没有肛门体征的症状,因此"见痔就治"很显然是一种错误的观念,需要加以纠正。现代观点认为,痔无症状时不需要治疗,只有合并脱垂、出血、嵌顿和血栓时才需要治疗。对有症状的痔治疗目的是消除或缓解症状,而不是根治有病理改变的肛垫。由于肛垫在控便过程中发挥作用,因而从保持肛垫和肛管黏膜完整性的角度出发,应该加强保守治疗和非手术治疗。只有在保守治疗无效后才考虑手术治疗,而手术治疗时不应破坏或尽量少破坏肛垫组织。所以对痔的治疗,总的趋向是采用中医与西医相结合,非手术疗法与手术疗法相结合,微创无痛的综合治疗。如 Hetzer FH、Wildi S 等提出了微创治疗理念;Uba AF 提出通过痔闭合切除术缩短治愈时间;O'Regan PJ 等报道了使用特制的吸引套扎器械治疗内痔的方法,此方法简单、无痛、微创,使用的橡皮圈效果明显优于其他套扎疗法使用的橡皮圈。

(二) 治疗方法不规范

治疗痔病的方法众多,但每一种手术方法都有其各自的适应证,各种方法利弊并存,如何合理选择手术方法,使得治疗疗效最好、并发症最少、痛苦最小,成为临床亟待解决的问题。

(三) 对肛门功能有一定影响

目前痔病的治疗方法,主要是外切内扎及痔上黏膜环切术,因创面大,术后瘢痕挛缩,肛门狭窄难以避免。

(四) 创面较大,疼痛较剧,愈合时间较长

痔病的手术治疗,创伤较大,并发症较多,伤口愈合缓慢,患者住院时间长,疼痛较剧。如今,微创外科成为外科临床的发展潮流,

痔病的手术治疗亦应如此。如何针对不同阶段的痔病采取综合合理的微创治疗方法，减少患者的痛苦，加快术后恢复时间，真正做到"微创"，是肛肠专科医师急需研究解决的问题。

二、痔病综合微创治疗适应证的选择

基于以上认识，南京市中医院肛肠科根据痔病病变机理，应用多普勒超声技术，结合 TST 术和中医结扎埋线技术，开创性地提出了痔病的综合微创治疗方法，这一综合方案的提出完全符合痔病患者对痔病治疗方法的需求和医者对痔病治疗最佳方案（路径）的选择。具体方案（路径）如下：

首先，目前我国对于痔病的四度分期方法已不能完全满足临床手术方案选择的需要，急需一种能满足临床手术方案选择的新的分型诊断标准。鉴于此，南京市中医院肛肠科开创性地提出了一种新的痔病分型标准，即 PECSF 分型法。该分型方法从痔核的脱垂程度、外痔的大小情况、痔核的环周度、脱出痔核的大小、痔的性质特征五个方面对痔病进行概括分型，临床上有利于根据不同类型制定治疗不同的方案。

附：南京市中医院肛肠科拟定痔的分型诊断表

痔的诊断分型表

姓名：_____ 性别：_____ 年龄：_____ 住院号：_____

P（prolapse，脱垂，脱出的程度）：以排便后脱出肛外距离齿线或肛缘的距离，可用尺子测量。

(P_0) 排便后无脱出	(P_1) 排便后痔核轻度脱出肛外	(P_2) 排便后痔核中度脱出肛外	(P_3) 排便后痔核重度脱出肛外

E（external hemorrhoids，外痔）外痔的大小

(E_0) 肛门外观见放射状皱襞，无异常高突；	(E_1) 肛缘轻度突起肿物	(E_2) 肛缘中度突起肿物	(E_3) 肛缘重度突起肿物

第七章 痔病微创治疗适应证的选择

C(cycle,环周度):痔核的个数,及占肛周的程度

(C_0) 4 个痔核以下,且分界清楚	(C_1) 4 个痔核以上,且分界清楚	(C_2) 4 个痔核以上,且2个或2个以上形成一体	(C_3) 4 个痔核以下,且分界清楚

S(size,大小):脱出肿物的大小(以直径表示)

(S_0) 无肿物脱出	(S_1) 单个痔核小	(S_2) 单个痔核中	(S_3) 单个痔核大

F(feature,特征):肉眼观察的形态分型

(F_1) 静脉曲张型:痔体位于齿附近,为曲张的静脉丛,排便时易外翻于肛外,色暗红或青紫,隆起成椭圆形,质柔软,便后或休息后体积缩小	(F_2) 黏膜肿起型:痔体跨齿线上下,质地柔软,黏膜隆起于肛内,表面充血,色鲜红,或伴有糜烂,触之易出血,黏膜松弛不明显,排便后无脱出症状,以出血为主症者多见	(F_3) 合并血栓型:以上两种类型的痔伴有血栓形成,色暗红或青紫,质地较硬,触痛明显	(F_4) 混合型:合并有静脉曲张和黏膜脱垂或合并有静脉曲张和黏膜肿起的痔,伴或不伴有血栓形成

根据我们的分期标准对痔病进行分型后,可以制定出相应的微创综合治疗方法。微创手术方法的选择制定需综合 PECSF 五个方面的条件,同时各种不同术式适应证的选择亦应考虑到 PECSF 五个方面的条件。

(一) 根据 PECSF 选择手术方法

1. 脱出程度(P)　P 为 0 时,可考虑选择超声多普勒引导下痔动脉结扎术;P 为 1 或 2 时可考虑选择超声多普勒引导下痔动脉结扎加围扎悬吊术;P 为 2 或 3 时,可考虑选择 TST 术或 PPH 术。

2. 外痔大小(E)　E 为 0 或 1 时可考虑选择微创治疗术式;E 为 2 或 3 时,建议选择 M-M 术式。

3. 环周度(C)　C 为 0 时,可考虑选择超声多普勒引导下痔动脉结扎术或 TST 术;C 为 1~3 时,可考虑选择 PPH 术。

4. 脱出大小(S)　S为0或1时,可选择超声多普勒引导下痔动脉结扎术;S为2时,可选择超声多普勒引导下痔动脉结扎加围扎悬吊术、TST术或PPH术;S为3时,建议选择M-M术式。

5. 特征(F)　F为2时,可考虑选择各种微创治疗术式;F不为2时,建议选择M-M术式。

(二) 根据PECSF制定术式适应证

1. 超声多普勒引导下痔动脉结扎术(单纯)的适应证

P_{0-1}　E_{0-1}　C_0　S_{0-1}　F_2

2. 超声多普勒引导下痔动脉结扎加痔核本体围扎悬吊术的适应证

P_{0-2}　E_{0-1}　C_0　S_{0-2}　F_2

3. TST术适应证

P_{1-3}　E_{0-1}　C_{0-1}　S_{1-2}　F_2

4. PPH术适应证

P_{1-3}　E_{0-1}　C_{1-2}　S_{1-2}　F_2

附一、痔临床诊治指南(中国 2006 版)

痔是常见、多发的疾病。痔的治疗方法较多,各有其适应证、禁忌证,若治疗不当会发生较严重的并发症和后遗症。2006 年 7 月,在原《痔临床诊治指南(草案)》的基础上,中华医学会外科学分会结直肠肛门外科学组、中华中医药学会肛肠病专业委员会、中国中西医结合学会结直肠肛门病专业委员会,再次就痔的病理生理以及对痔的诊疗方案进行了反复讨论,进一步修订了《痔临床诊治指南(草案)》。

一、痔的分类

痔分为内痔、外痔和混合痔。

内痔是肛垫(肛管血管垫)的支持结构、血管丛及动静脉吻合发生的病理性改变和移位;外痔是齿状线远侧皮下血管丛扩张、血流瘀滞、血栓形成或组织增生。根据组织的病理特点,外痔可分为结缔组织性、血栓性、静脉曲张性和炎性外痔 4 类;混合痔是内痔和相应部位的外痔血管丛的相互融合。

二、痔的诊断

(一)临床表现

1.内痔:主要临床表现是出血和脱出,可并发血栓、嵌顿、绞窄及排便困难。根据内痔的症状,其严重程度分为 4 度。Ⅰ度:便时带血、滴血,便后出血可自行停止;无痔脱出。Ⅱ度:常有便血;排便时有痔脱出,便后可自行还纳。Ⅲ度:可有便血;排便或久站及咳嗽、劳累、负重时有痔脱出,需用手还纳。Ⅳ度:可有便血;痔持续脱出或还纳后易脱出。

2.外痔：主要临床表现为肛门部软组织团块，有肛门不适、潮湿瘙痒或异物感，如发生血栓及炎症可有疼痛。

3.混合痔：主要临床表现为内痔和外痔的症状同时存在，严重时表现为环状痔脱出。

（二）检查方法

1.肛门视诊：检查有无内痔脱出，肛门周围有无静脉曲张性外痔、血栓性外痔及皮赘，必要时可行蹲位检查。观察脱出内痔的部位、大小和有无出血及痔黏膜有无充血水肿、糜烂和溃疡。

2.肛管直肠指诊：是重要的检查方法。Ⅰ、Ⅱ度内痔指检时多无异常；对反复脱出的Ⅲ、Ⅳ度内痔，指检有时可触及齿状线上的纤维化痔组织。肛管直肠指诊可以排除肛门直肠肿瘤和其他疾病。

3.肛门直肠镜：可以明确内痔的部位、大小、数目和内痔表面黏膜有无出血、水肿、糜烂等。

4.大便隐血试验：是排除全消化道肿瘤的常用筛查手段。

5.全结肠镜检查：以便血就诊者、有消化道肿瘤家族史或本人有息肉病史者、年龄超过50岁者、大便隐血试验阳性以及缺铁性贫血的痔患者，建议行全结肠镜检查。

三、痔的鉴别诊断

即使有痔存在，也应该注意与结直肠癌、肛管癌、息肉、直肠黏膜脱垂、肛周脓肿、肛瘘、肛裂、肛乳头肥大、肛门直肠的性传播疾病以及炎性肠病等疾病进行鉴别。

四、痔的中医辨证

1.风伤肠络证：大便滴血、射血或带血，血色鲜红，大便干结，肛门瘙痒，口干咽燥。舌红、苔黄，脉浮数。治以凉血止血。

2.湿热下注证：便血色鲜红，量较多。肛门肿物外脱、肿胀、灼热疼痛或有滋水。便干或溏，小便短赤。舌质红，苔黄腻，脉浮数。治以清热燥湿。

3.气滞血瘀证：肿物脱出肛外、水肿，内有血栓形成，或有嵌顿，表面紫暗、糜烂、渗液,疼痛剧烈,触痛明显,肛管紧缩。大便秘结,小便不利。舌质紫暗或有瘀斑,脉弦或涩。治以活血消肿。

4. 脾虚气陷证:肿物脱出肛外,不易复位,肛门坠胀,排便乏力,便血色淡。面色少华,头晕神疲,食少乏力,少气懒言。舌淡胖,苔薄白,脉细弱。治以益气升提。

五、痔的治疗

治疗原则:无症状的痔无需治疗。治疗目的重在消除、减轻痔的症状。解除痔的症状较改变痔体的大小更有意义,应视为治疗效果的标准。医生应根据患者情况、本人经验和医疗条件采用合理的非手术或手术治疗。

(一)一般治疗

改善饮食、保持大便通畅、注意肛门周围清洁和坐浴等对各类痔的治疗都是有效的。

(二)药物治疗

药物治疗是痔治疗的重要方法,Ⅰ、Ⅱ度内痔患者应首选药物治疗。

1. 局部药物治疗:包括栓剂、乳膏、洗剂。含有角菜酸黏膜修复保护和润滑成分的栓剂、乳膏对痔具有较好的治疗作用。含有类固醇衍生物的药物可在急性期缓解症状,但不应长期和预防性使用。

2. 全身药物治疗:常用药物包括静脉增强剂、抗炎镇疼药。(1)静脉增强剂:常用的有微粒化纯化的黄酮成分、草木犀流浸液片、银杏叶萃取物等,可减轻内痔急性期症状,但数种静脉增强剂合用无明显优越性;(2)抗炎镇疼药:能有效缓解内痔或血栓性外痔所导致的疼痛;(3)中医药辨证治疗。

(三)硬化剂注射疗法

黏膜下层硬化剂注射是常用治疗内痔的有效方法,主要适用于Ⅰ、Ⅱ度内痔,近期疗效显著。并发症有局部疼痛、肛门部浇灼感、组织坏死溃疡或肛门狭窄、痔血栓形成,黏膜下脓肿与硬结。外痔及妊娠期痔应禁用。

(四)器械治疗

1. 胶圈套扎疗法:适用于各度内痔和混合痔的内痔部分,尤其是Ⅱ、Ⅲ度内痔伴有出血和/或脱出者。套扎部位在齿状线上区域,并发症有直肠不适与坠胀感、疼痛、胶圈滑脱、迟发性出血、肛门皮肤水肿、血栓性外痔、溃疡形成、盆腔感染等。

2. 中药线结扎:用丝线或药制丝线、纸裹药线缠扎在痔核的根部,使痔核坏死脱落,创面经修复而愈。

3. 物理治疗:包括激光治疗、冷冻疗法、直流电疗法和铜离子电化学疗法、微波热凝疗法、红外线凝固治疗等。主要适应证为Ⅰ、Ⅱ、Ⅲ度内痔。主要并发症为出血、水肿、创面愈合延迟及感染等。

(五)手术治疗

适应证:内痔已发展至Ⅲ、Ⅳ度,或Ⅱ度内痔伴出血严重者;急性嵌顿性痔、坏死性痔、混合痔以及症状和体征显著的外痔;非手术治疗无效且无手术禁忌证者。

痔的手术分为以下几种。

1. 痔切除术:原则上将痔核完全或部分切除。常用手术方式:(1)外剥内扎创面开放式(Milligan-Morgan)手术;(2)创面半开放式(Parks)手术;(3)创面闭合式(Ferguson)手术;(4)外剥内扎加硬化剂注射术;(5)环形痔切除术,包括半闭合式环形痔切除术(Toupet手术)、闭合式环形痔切除术(Whitehead手术),但因并发症多,目前临床已基本摒弃。术中应注意合理保留皮肤桥、黏膜桥的部位及数量可缩短创面愈合时间。

2. 痔上黏膜环切钉合术(proeedure for prolapsed hemorrhoid, PPH):用吻合器经肛门环形切除部分直肠黏膜和黏膜下组织。适用于环状脱垂的Ⅲ、Ⅳ度内痔和反复出血的Ⅱ度内痔。术后应注意防治出血、坠胀、肛门狭窄、感染等并发症。

3. 多谱勒引导下痔动脉结扎术:利用多谱勒专用探头,于齿状线上方2~3 cm探测到痔上方的动脉直接进行结扎,阻断痔的血液供应以达到缓解症状的目的。适用于Ⅱ~Ⅳ度内痔。

4.其他:对Ⅰ、Ⅱ度出血性内痔伴内括约肌处于高张力状态的患者,可采用针对肛门内括约肌的手术方式,包括手法或借助球囊装置进行扩肛和肛门内括约肌后位或侧位切开术。并发症主要有肛管黏膜撕裂、黏膜脱垂、肛门失禁等。

痔的围手术期处理:

术前应常规作必要的物理和实验室检查。手术前的肠道准备可采用口服洗肠液、灌肠或其他促排便等方式进行。术前可预防性使用抗生素。

术后并发症的防治:

1.出血:各种痔手术都有发生出血的可能,部分患者手术后可有迟发性出血。应注意手术中严密止血和术后观察,必要时需手术止血。

2.尿潴留:术前排空膀胱,控制输液量和输液速度,选择合适的麻醉方式可预防尿潴留的发生。如发生尿潴留可采用针刺关元、三阴交、至阴穴,还可用耳压、中药内服的方法治疗,必要时导尿。

3.疼痛:采用局部黏膜保护剂和使用镇痛药可减轻痔手术后疼痛,包括复方利多卡因、复方薄荷脑、解热镇痛栓剂、硝酸甘油膏等黏膜保护剂局部用药和采用自控性镇痛泵;中药熏洗以活血消肿止痛,还可采用针刺龈交、二白、白环俞或肛周电刺激治疗。

4.肛缘水肿:坐浴、药物外敷,必要时手术处理。

5.肛门直肠狭窄:由于痔术后有肛门狭窄的可能,手术时应注意保留肛管皮肤。治疗措施包括扩肛和肛管成形术。

6.肛门失禁:过度扩肛、肛管括约肌损伤、内括约肌切开等治疗后易发生肛门失禁。患者原有肛管功能不良、肠易激综合征、产科创伤、神经疾患等疾病可增加肛门失禁发生的危险。

7.其他并发症:包括手术创面延迟愈合、直肠黏膜外翻、肛周皮赘、感染等,需注意防治。

(六)特殊患者的处理直肠

1.急性嵌顿痔:是痔的急症。根据患者情况可选择手法复位或手术治疗。早期手术并不增加手术风险及并发症；对嵌顿时间长、或痔表面糜烂坏死者，可局部应用解除括约肌痉挛的药物；对嵌顿痔手法复位失败、嵌顿时间长而出现绞窄坏死者，应采取手术治疗以解除嵌顿、去除坏死组织、预防感染。

2. 血栓性外痔：是痔的急症。对发病早期、疼痛剧烈、肿块无缩小趋势者，可急诊手术。发病超过72小时宜采用保守治疗。

3. 妊娠、产后早期的痔：首选保守治疗。对痔的严重并发症和药物治疗无效的患者，应选择简单有效的手术方式。禁用硬化剂注射。

4. 痔并发贫血：应注意排除导致贫血的其他疾病，应积极采取硬化剂注射、手术等治疗。

5. 痔合并免疫缺陷：免疫缺陷的存在（艾滋病、骨髓抑制等）是硬化剂注射和胶圈套扎的禁忌证。在手术治疗时，须预防性使用抗生素。

6. 高龄、高血压病、糖尿病患者的痔：以非手术治疗为主，病情严重者，应对相关疾病治疗，待其稳定后酌情选用简单的手术方法治疗。

附二、痔病临床治疗指南(法国版)

一、痔病的治疗目的及分类
1.1　目的:对症治疗,而非追求解剖学恢复。
1.2　分类
1. 药物治疗:通常情况下,药物治疗可应用于任何痔病患者,是首选的治疗方法。
2. 器械治疗。
3. 手术治疗:只有约10%的痔病患者需要手术治疗。
1.3　对推荐方案建议力度的分级

研究的科学性分级	推荐建议力度的分级
Ⅰ - 大宗随机化对照研究,结论确凿	A级
Ⅱ - 小宗随机化对照研究,结论不确凿	B级
Ⅲ - 非随机化对照研究,对照组为当前资料 　- 队列研究	
Ⅳ - 非随机化对照研究,对照组为历史资料 　- 病例/对照研究	C级
Ⅴ - 无对照组,病例分析	

Sackett. Chest 1989;95:2—4 s

二、药物治疗
2.1　原则:旨在缓解与痔病相关的症状。
2.2　治疗前明确诊断

1. 出血:多种病因可引起出血的临床表现。

2. 自行治疗痔病:自行服药常导致首诊时间的耽搁,延误肛肠恶性疾病的诊断。

2.3　局部治疗[无依据显示哪种方法更优;没有证据支持合用数种治疗方法更有效(专家共识)]

方法:

1. 坐浴。

2. 低温疗法。

3. 局部麻醉[含有类固醇衍生物、润滑剂或物理性保护剂的局部药物可短期用于缓解症状(C级),但不应长期或预防性使用(专家共识)]。

4. 含有促动力药或静脉增强剂成分的外用药[痔病症状期不推荐应用局部缓泻剂(C级)]。

2.4　全身治疗

1. 影响肠功能的药物,增加膳食纤维的摄入(无依据显示哪种肠功能调节剂更优,以及是否应联用;药物的禁忌证和副作用不受痔病存在的影响;患者如伴有肠道功能紊乱,如腹泻或便秘,应予以治疗):

(1) 缓解疼痛、出血、脱垂等症状(A级),对Ⅰ期和Ⅱ期痔的患者尤其明显,但起效慢。

(2) 对痔病有预防作用(C级)。

2. 静脉增强剂:其中微粒化地奥司明(爱脉朗)是被研究最多的药物之一微粒化地奥司明(爱脉朗):缩短内痔急性期症状的持续时间,减轻出血、肛门疼痛以及渗出(B级),在开放式痔核切除术后能显著减少创面的出血量,减少内痔症状的急性复发,耐受性好,可用于妊娠妇女。

3. 抗炎药:非甾体类抗炎药能有效缓解内痔或血栓性外痔所导致的疼痛,并可与缓泻剂合用(专家共识)。因为有导致出血的可能,不应为减轻疼痛而使用阿司匹林(专家共识)。

4. 其他：对可的松及其衍生物、外周性止痛剂、中枢性止痛剂、油性导泻剂以及强泻剂的疗效尚缺乏相关研究资料。但专家认为，外周性止痛剂(对乙酰氨基酚、右丙氧芬或者两者合用)能有效缓解内痔以及血栓性外痔引起的疼痛(专家共识)。

2.5 局部治疗与全身治疗的联用

缺乏局部治疗和全身治疗联合应用的研究资料，因此联合应用的优点尚无结论。

但这一联合治疗方法在临床工作中被广泛采用，常是某种局部药物与某种全身应用的药物联合使用(专家共识)。

三、器械治疗

3.1 治疗原则：通过引起瘢痕纤维化，使黏膜固定于深部组织并减少血液供应。

3.2 适应证：内痔引起便血或Ⅱ、Ⅲ期脱垂。

3.3 禁忌证：血栓性内痔和/或外痔(A级)。

3.4 常用种类：化学方法(硬化剂注射)；温度变化(红外光凝、单极或双极电凝、冷冻疗法)；机械方法(弹性圈套扎)。其中，硬化剂注射、红外光凝和弹性圈套扎是被研究证实有效的三种器械治疗方法。

1. 硬化剂注射

(1) 注意事项

① 注射部位：位于移行黏膜上皮上方的腺黏膜上皮处，每一部位注射硬化剂2~3 mL。

② 针头切线方向插入黏膜，深度约1 cm。

③ 每个疗程推荐进行两点注射，注射点位于肠腔对角线两侧，指向内痔血管蒂的根部，尽量避免在前方注射。

④ 硬化剂注射通常包括连续数个疗程。

(2) 并发症和后遗症

① 严重并发症或后遗症少见。

② 轻度肛门部疼痛或一过性坠胀感(9%~70%)。

③ 轻度直肠肛门出血(2%～10%)。

④ 少数有肛门分泌物。

⑤ 为防止感染,专家推荐术后数日预防性使用抗生素。

2. 红外光凝

(1) 注意事项

① 在痔核的根部、腺黏膜上皮水平或距齿状线至少 1 cm 的移行黏膜上皮顶部进行 2～3 点光凝。

② 整个周径可进行 6～9 个直径约 6 mm 的光凝点。

③ 损伤愈合约需三周,引发毛细血管凝固和瘢痕纤维化。

(2) 并发症和后遗症

① 无严重的并发症和后遗症。

② 一过性不适(20%～35%)。

③ 持续不超过 48 小时的轻度疼痛(4%～8%)。

④ 轻度肛门出血或持续约 10 天的浆液血性渗出(5%～25%)。

⑤ 患者不应使用影响凝血功能的药物。

3. 弹性圈套扎

(1) 注意事项

① 套扎部位须远离齿状线,至少在齿状线上方 1 cm 水平。

② 套扎包括痔核上部的组织,但不要试图将整个痔核套扎。

③ 被套扎的组织很快坏死,并于数日内排出,创面形成结痂,并在 2～3 周愈合。

(2) 并发症和后遗症

① 轻度疼痛或者异物感(5%～85%)。

② 轻度肛门出血(1%～15%)。

③ 严重并发症(1%～5%):外痔血栓形成、血栓性内痔伴脱垂、排尿困难或急性尿潴留、剧烈疼痛等。

④ 为防止感染,专家推荐术后数日预防性使用抗生素。

⑤ 同一个疗程中进行多次圈套扎不显著增加并发症。

3.5 器械治疗的疗效

1. 近期疗效:出血和轻度脱垂的近期疗效好,各种器械治疗手段之间无明显差异。

2. 远期疗效

(1) 弹性圈套扎明显为优,尤其对脱垂的患者。但鉴于其可能的并发症,在将其作为首选治疗方法时应持谨慎态度(B级)。

(2) 对于不伴有脱垂的痔出血患者,与组织凝固有关的方法可能是首选的治疗手段,尤其是红外光凝。

3.6 应用频率及间隔时间

1. 推荐进行2~4个疗程,每疗程间隔2~4周(C级)。

2. 一次套扎三个内痔与连续进行三个疗程弹性圈套扎的疗效相当,且不增加并发症(B级)。

3. 重复使用的最大次数尚无定论,硬化剂注射或红外光凝治疗失败或复发时,弹性圈套扎可能有效。

3.7 能否避免外科手术

1. 器械治疗是有效的,特别是弹性圈套扎良好的中期效果,可以延后对手术的需求。

2. 由于缺乏长期的前瞻性研究,无法确定多少手术由于器械治疗得以避免(C级)。

手术前是否常规使用器械治疗

3. 对不伴脱垂的内痔出血患者,若没有禁忌证,应常规先行器械治疗。

4. 对轻度痔脱垂患者,可首先推荐弹性圈套扎。

5. 对Ⅲ期痔,手术对脱垂的疗效优于弹性圈套扎。

6. 对严重痔脱垂的Ⅳ期痔应该首选手术治疗(B级)。

器械治疗前是否应先药物治疗

7. 以出血为惟一症状的内痔,应该首先考虑药物治疗(B级)。

8. 肠功能调节剂与静脉增强剂合用3个月的疗效等同于弹性圈套扎。

9. 单用胶浆剂进行肠功能调节治疗 6 个月的疗效等同于硬化剂注射合用胶浆剂。

10. 治疗伴疼痛的血栓性外痔应首选血栓切开(除)术。

四、手术治疗

4.1 手术方式

1. 针对痔组织的手术方式

(1) 痔核切除术(多数学者选用的术式)。

(2) 环形痔切除术。

2. 针对肛门内括约肌的手术方式

(1) 扩肛(Lord 术)。

(2) 肛门内括约肌切开术。

3. 其他

(1) 在肛管上部的内痔水平对痔血管进行 3~4 点纵形结扎,同时切除外痔。

(2) 肛垫悬吊术(Longo 术)。

4.2 痔核切除术

1. 原则:根据三个痔动脉轴的解剖分布分离痔核,在痔核根部结扎痔血管,切除痔核。

2. 术式

(1) 创面开放式:为经典的三痔核切除术

(2) 创面半开放式:在痔核切除后缝闭黏膜部分的创面,敞开皮肤区域的创面,以做引流。

(3) 创面闭合式:在切除痔核后缝闭包括黏膜和皮肤的整个创面。

4.3 手术是否需要住院及麻醉方法

1. 适当的病人选择、对病人及其家属进行相应的宣教并且有条件进行必要的随访时,痔核切除可无需住院(专家共识)。

2. 无论是否住院、选用何种麻醉方法(全身麻醉、局部麻醉、硬膜外麻醉或鞍麻),痔核切除的预后没有差别,仅对疼痛的控制有所不同(C级)。

3. 多种麻醉方法均适用于痔核切除术(专家共识)。

4.4 手术器械的选用对疗效和并发症的影响

1. 无论采用何种术式,目前尚无研究证明选用不同的手术器械(剪刀、电刀)对手术效果和手术并发症有影响(B级)。

2. 使用 CO_2 激光或 YAG 激光并无显著优越性(C级)。

4.5 术后处理对手术效果和并发症的影响

1. 手术结束时在肛管内放置敷料的做法容易引起患者的不适,且对手术不产生正面影响(B级)。

2. 富含麸皮的饮食、要素饮食及使用乳果糖能促进肠道正常功能的恢复,减少排便时的不适,以上处理最好在手术前即予采用(B级)。

3. 观察敞开创面的愈合情况,通过换药预防创面皮肤桥形愈合是痔切除术后处理的重要措施(专家共识)。

4.6 手术标本是否应常规病理检查

1. 无需对手术标本行常规病理检查。

2. 但应该对任何术前或术中发现的可疑病变进行选择性的病理学检查(C级)。

4.7 减少和预防术后疼痛的措施

1. 镇痛方法

(1) 术前 6 小时使用吗啡贴片(芬太尼)能减轻术后疼痛和减少止痛剂的应用(B级)。

(2) 采用鞍麻时,术中加用利多卡因局部浸润能减少术后 3 天止痛剂的应用(B级)。

(3) 采用全身麻醉时,加用会阴阻滞能显著缓解术后 24 小时内的疼痛,减少止痛剂的使用并加速肠功能的恢复。但 24 小时后,疗效消失(C级)。

2. 影响术后疼痛的其他因素

(1) 术前三天开始口服乳果糖有助于肠功能的恢复,并减少术后首次排便时的疼痛(A 级)。

(2) 术后口服甲硝唑,每日 3 次,每次 400 mg,连服 7 天,能减少术后 5~7 天的疼痛(A 级)。

(3) 神经电刺激能有效缓解术后 24 小时的疼痛,但其操作较为困难(B 级)。

(4) 法国麻醉学学会推荐在痔切除术后使用非甾类抗炎药(专家共识)。

总之,根据法国麻醉学学会的意见,痔切除术后疼痛的药物治疗方案总结如下:① 使用外周性止痛剂(扑热息痛等)。② 非甾类抗炎药(静脉给药,然后改为口服)。③ 吗啡(静脉给药,然后改皮下注射)。

4.8 减少和预防术后尿潴留的方法

1. 术前排尿(专家共识)。

2. 手术结束时避免在肛管内留置敷料(C 级)。

3. 减少输液量,尽量控制在 1 L 以内(C 级)。

4. 减少吗啡(仅限于无副作用剂量)和布比卡因类局麻药的应用(C 级)。

5. 40~50℃的温水坐浴对术后尿潴留发生有预防和治疗作用(B 级)。

6. 皮下注射 10 mg 乌拉胆碱(urecholine)能治疗术后尿潴留(B 级)。

4.9 其他术后常见早期并发症及其预防和治疗

1. 术后其他早期并发症有:感染、出血以及大便干结等。

2. 使用电刀行痔切除术时,使用微粒化地奥司明(爱脉朗)可降低术后第七天至第十五天的出血风险(B 级)。

3. 术后早期出血可能需要局部手术或局部注射肾上腺素生理盐水止血(C 级)。

4. 围手术期常规使用缓泻剂可预防术后大便干结(专家共识)。

4.10 常见手术后遗症及其预防

1. 肛门失禁:某些手术操作有导致肛门失禁的危险。

(1) Ⅲ期内痔行 Milligan-Morgan 手术时术前扩肛(B级)。

(2) 内括约肌切开术(B级)。

(3) 痔切除术时使用 Parks 拉钩可显著降低肛管静息压及随意收缩压(A级)。

(4) Milligan-Morgan 手术时隐性损伤肛管括约肌(C级)。

除了与手术操作有关的危险因素之外,还有与患者体质相关的危险因素(肠易激综合征、产科创伤、神经疾患等),术前准备时应加以评估(专家共识)。

2. 肛门狭窄

(1) 环形痔切除术后切口裂开是导致术后肛门狭窄的重要危险因素(C级)。

(2) 肛门狭窄的治疗措施包括扩肛(特别是狭窄位置较低时),皮肤或黏膜成形术(肛门整形术)(C级)。

(3) 保持正常的排便习惯,定期随访创面的愈合情况是值得推荐的预防措施(专家共识)。

3. 黏膜外翻:黏膜外翻最常见于 Whitehead 环形痔切除术后,治疗方法为皮肤整形术(B级)。

4. 皮赘:专家建议手术时彻底解剖黏膜皮桥下部位,尽可能多地清除痔组织以预防皮赘的生成。

4.11 常用手术方式的效果

1. 治疗内痔脱垂方面,开放式 Milligan-Morgan 手术较器械治疗更为有效(A级),也可有效预防痔血栓形成(专家共识)。

2. Ferguson 手术和 Parks 手术的疗效与 Milligan-Morgan 手术相似(B级)。

3. 单独应用肛管内括约肌切开或其他扩肛方法的对症治疗效果欠佳,且由于对肛门控便功能有损害,故应予以摒弃(A级)。

4.12 手术时机及手术方式的选择

1. Ⅰ～Ⅲ期痔:药物治疗和器械治疗失败后选择手术。

2. Ⅳ期痔:建议首选手术治疗。

3. 痔病症状不明显的患者,如果需要对肛裂采取手术治疗,可同时进行痔手术。

4. 优先采用手术治疗的情况:急性并发症(多个血栓形成伴有剧烈疼痛和坏死)、痔病导致严重的贫血以及合并其他肛周外科疾患。

4.13 是否可以急诊手术

1. 急诊痔切除术的术后早期和中期结果与择期痔切除术相同(C级)。

2. 但是,药物强化治疗往往能使患者渡过急症阶段,并在以后接受最适当的治疗(专家共识)。

4.14 是否应行术前检查,以发现相伴病变选择最佳术式

建议痔切除术前应行以下检查:

1. 对可能并存的肠功能障碍进行相关检查。

2. 以出血为主要症状的患者应根据具体情况选择直肠镜、直肠乙状结肠镜、结肠镜或钡剂灌肠等结直肠检查。

3. 有控便功能障碍或有肛管括约肌损伤史的患者应进行有关控便功能的辅助检查。

4. 评估肛门失禁的危险因素(肠易激综合征、产伤史、严重盆腔脏器脱垂等)。

5. 评估术后尿潴留和大便干结的风险(专家共识)。

4.15 特殊患者的处理

1. 妊娠:手术仅限于伴有严重痔病并发症(多个血栓形成并伴有剧烈疼痛、急性贫血),且药物治疗无效的患者,手术常需将3到4个痔核一起切除(C级)。

2. HIV感染:可延缓痔切除术后创面的愈合(B级)。

3. 合并直肠前突:合并直肠前突并出现相关症状时,经直肠腔内手术治疗直肠前突的同时切除前位痔核(专家共识)。

4. 克罗恩病:仅在痔病严重影响患者生活且药物治疗失败时才进行手术(专家共识)。

5. 合并化脓性感染:如果痔病合并肛周化脓性感染,则应首先治疗后者(专家共识)。

6. 合并药物治疗无效的肛裂

(1) 如果为前位肛裂,建议采取标准的三痔核切除术,切除前位痔核的同时切除肛裂(专家共识)。

(2) 如果为后位肛裂,痔核切除术时可同时行肛裂切除术或加行后方肛门成形术(C级)。

附三、DE-01S 肛肠内窥镜技术

一、DE-01S 肛肠内窥镜的特点

微创外科的发展往往离不可先进技术设备的支持与革新。而以腔镜和内镜技术等为代表的微创外科则逐渐成为外科学的主流,是继麻醉、抗菌无菌、临床营养治疗和器官移植后的又一个伟大的里程碑。

一台好的腔镜,能够减少病人检查时的痛苦,缩小检查时的盲区,扩大观察范围,可以明确诊断,提高确诊率,大大降低误诊率。

一般的肛肠科门诊大多采用肛门指诊来检查患者。肛门指诊是肛门直肠疾病检查方法中最简便、最有效的方法之一,往往通过肛门指诊检查可及早发现肛门直肠的早期病变。据国内统计,有80%的直肠癌就是通过直肠指诊时被发现的,因此在临床上对初诊病人及可疑病人都应作直肠指诊检查,决不可忽视这一重要的检查方法,以免延误直肠癌肿等重要疾病的早期诊断及手术时机。但肛门指诊也有其不足的地方:① 不能在直视情况下,了解病变部位的形态特征。② 不能在直视下取病理组织,只能凭借手指探触的经验诊断。③ 不利于对病变局部的清洁、冲洗。

DE-01S 肛肠内窥镜的使用避免了以上缺点:① 它采用了独特的镜头,镜头无视角盲区,大大地扩大了诊疗视野,避免了漏诊与误诊的发生。② 探头上配合一次性护套管,检查前不需要病人服用药物,减轻进行该项目检查时给病人带来的痛苦;同时配套使用的一次性护套避免了插入人体肠道的器械因重复使用而造成的医

源性交叉感染,达到安全卫生。③ 内窥镜还可以将病理影像跟踪录制、二维图像处理应用,加上产品有配套的信息处理系统,方便医生采集病人的检查信息,专家通过图文并茂的对比,提供参考性诊断意见,从而使得病情的诊断更加明确以及客观化,降低误诊率。

二、DE-01S肛肠内窥镜的使用方法

1. 前期准备

病人在做检查之前,必须先清理肠道,排尽粪便。检查一次性管外包装的完整性,合格无误后方可安装。准备润滑油,以备检查时用,主要用于一次性护套管的外壁润滑方便进入肛门。

2. 机器准备

启动电源总开关,开启电脑,按键"PC"。在主机控制面板上,启动冲吸泵,同时打开冷光源和摄像机,机器正常运作时,控制面板上的按键都处于亮的状态。

点击诊疗仪影像工作站,进入操作界面,打开"新建病历",输入病人基本信息,机器默认开机后自动进入影像工作站,医生只需填写相应的病人基本信息以及检查后切记保存即可。图像调试,手握内窥镜模拟环境进行获取最佳图像显示。连接一次性护套管。

3. 进入检查

患者体位取膝胸卧位式为佳,以患者舒服体位为佳。铺好洞巾物品等,常规肛周消毒,必要时肛周也涂上润滑剂。给一次性管上润滑油,只用于管壁,禁止润滑油涂在镜面上影响图像质量,并用手指适应性扩肛,同时示意病人放松,方便检查。扩肛适应后,将一次性管轻压肛下缘使一次性管顺利进入肛门内。方向先向脐部方向进入2～3 cm左右,顺利进管再将镜头方向指向骶尾部,在显示屏幕上见肠腔管再顺利插入。如遇阻力须调整方向,再次寻找肠腔管进入。注意:护套管头在开始出现雾状时立刻充气即可缓解。在插镜或退镜时都应仔细观察肠腔管壁周围组织结构改变以及血管的改变,认真区别肠壁褶皱和新生物。如遇可疑,进行录像并反复检查,必要时进行组织活检。

4. 检查结束

检查完毕,保存录像,把疑点部位的图像打印出来,仔细研究确定病症,关闭主机,把手柄归位,清理一次性护套。使用后的护套按照一次性使用医疗用品统一处理。

三、DE - 01S 肛肠内窥镜的临床应用总结

DE - 01S 肛肠内窥镜在中山大学附属六院于 2010 年 5 月至 2011 年 1 月在 100 例肛肠疾病患者使用。现总结如下:

100 例患者检查过程中,45 例视野清晰度极好,53 例视野清晰度良好,2 例清晰度较好(原因为乙状结肠清洁不佳,视野内有少量大便储留),优良率 98%。

100 例患者检查过程中,97 例无不适感,1 例出现轻度腹痛,2 例出现轻度坠胀不适,检查耐受率 100%。

100 例患者检查过程中,未发生肠黏膜损伤,无伤率 100%。92% 的患者均能在 15 分钟之内完成操作。可见,肛肠内窥镜视野显示清晰、病人耐受性好、操作快捷简便,使用一次性套头可避免交叉感染,安全卫生。

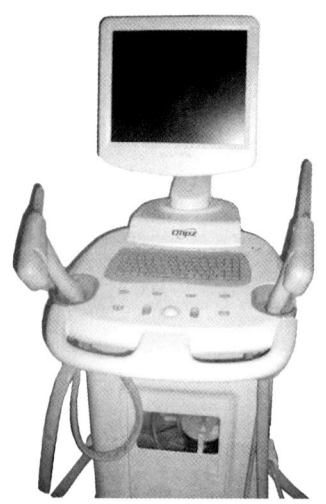

DE - 01S 肛肠内窥镜

参考文献

[1] 张东铭. 痔病[M]. 北京：人民卫生出版社，2004.

[2] 钱海华，金黑鹰，曾莉. 结直肠肛管疾病诊断治疗新进展[M]. 第1版. 上海：上海中医药大学出版社，2009.

[3] 杜如昱，王彬，汪建平主译. 结肠与直肠外科学[M]. 第2版. 北京：人民卫生出版社，2009.

[4] 李省吾. 肛肠病诊治[M]. 上海：上海医科大学出版社，2000.

[5] 李雨农. 中华肛肠病学[M]. 重庆：科学技术文献出版社重庆分社，1990.

[6] 黄乃建. 中国肛肠病学[M]. 济南：山东科学技术出版社，1996.

[7] Morgagni JB. Seatand Cause of Disease. Alexander B(frans) London：Amillar，1749.

[8] Golighter JC. Surgery of the Anus，Rectum anColon. 3rd ed. London：Baillere Tindall，1978.

[9] 陈济民. 治疗痔核无痛的研究初步总结. 中华外科杂志，1958，6(12)：1323.

[10] 南京市中医院. 无砒枯痔液注射结扎法简介. 中华外科杂志，1958，6(12)：1330.

[11] 喻德洪. 肛肠外科疾病问答[M]. 上海：上海科学技术出版社，1983.

[12] 杨里颖. 痔全息系列疗法[M]. 太原：山西科学教育出版社，1990.

[13] 金虎等. 291-4号枯痔液治疗痔16129例报告. 中华外科杂志，1981，19(2)：80.

[14] 中华医学会肛肠外科学会肛肠外科学组. 痔上黏膜环形切除钉合术(PPH)暂行规范[J]. 中华胃肠外科杂志，2005，8(7)：8.

[15] 史仁杰，谷云飞，许广涛，等. 保护肛垫悬吊缝合治疗环状混合痔30例临床研究[J]. 江苏中医药，2004，11(25)：16-18.

[16] 郑雪平,王业皇,丁义江,等.悬吊埋线法治疗痔的临床观察[J].结直肠肛门外科,2007,13(2):103-104.

[17] 林国强,池伟,蔡丽群,等.肛垫悬吊钳在环状混合痔治疗中的应用[J].浙江实用医学,2006,11(1):45-47.

[18] 傅传刚,张卫,王汉涛,等.吻合器环形痔切除术[J].中国实用外科杂志,2001,21(11):653.

[19] 杨新庆.吻合器痔上黏膜钉合术学术研讨会纪要.中华外科杂志,2002;40(10):795-796.

[20] Singer MA, Cintron JR, Fleshman JW, et al. Early experience with stapled hemorrhoidectomy in the United States[J]. Dis Colon Rectum,2002,45(3):360-367.

[21] 傅传刚,张卫,王汉涛,等.直肠下端黏膜环形切除肛垫悬吊术治疗脱垂性内痔[J].中华普通外科杂志,2002,17(2):112-113.

[22] Cheetham MJ, Mortensen NJ, Nystrom PO, et al. Persistent pain and faecal urgency after stapled hae morrhoidectomy[J]. Lancet, 2000, 356(9231):730-733.

[23] 陈剑英,王国斌,饶志强.改进的痔环形切除术与吻合器痔切除手术治疗Ⅲ、Ⅳ度痔的对比观察[J].中华普通外科杂志,2004,19:54-55.

[24] 江从庆,钱群,何跃明,等.吻合器痔上黏膜环切术并发症的预防及处理[J].大肠肛门病外科杂志,2003,9(增刊):11-13.

[25] 洪楚原等.浅谈痔上黏膜环切术治疗痔病.广东医学,2001,22:1091-1092.

[26] B. Ravo, A. Amato, V. Bianco, et al. Complication afterstapler hemorrhoidectomy: can they be prevented[J]. Tech Coloproctol,2002,6:83-88.

[27] 汪建平,黄美近.吻合器痔上黏膜环形切除术在中国开展的概况[J].中华胃肠外科杂志,2004,7(4):7.

[28] Molloy RG, Kingsmore D. Life threatening pelvic sepsis after stapled haemorrhoidectomy[J]. Lancet,2000,355(9206):810.

[29] 司徒光伟,钱群.PPH手术中严重的迷走神经反射70例分析[J].结直肠肛门外科,2006,12(1):826-828.

[30] 傅传刚.吻合器环形痔切除术的注意点[J].临床外科杂志,2002,10(4):199.

参考文献

[31] Racalbuto A, Aliotta I, Corsaro G. et al. Hemorrhoidalstapler prolapsectomy vs. Milligan – Morgan hemorrhoidectomy: a long – term randomized tri [J]. Int JColorectal Dis, 2004, 19(3): 239 – 244.

[32] Cheetham MJ, Cohen CR, Kamm MA, et al. A randomized controlled trial of diathermy hemorrhoidecto – my vs stapled hemorrhoidectomy in an intended daycare setting with longer – term follow – up[J]. Dis ColonRectum, 2003, 46: 491 – 497.

[33] 姚礼庆,唐竞,徐美东,等. 吻合器痔上黏膜环切术治疗重度痔的临床价值[J]. 中国肛肠病杂志, 2002, 22: 7 – 9.

[34] Schmidt MP. fischbein J, Shatavi H, Stapler hemorrhoidectomy vs conventional procedure a clinical study[J]. Zentral Chir, 2002, 127(1): 15 – 8.

[35] Cheetham MJ, Cohen CR, Kamm MA, et al. A randomized controlled trial of diathermy hemorrhoidecto – my vs stapled hemorrhoidectomy in an intended daycare setting with longer – term follow – up[J]. Dis ColonRectum, 2003, 46: 491 – 497.

[36] Ho YH, Cheong WK, Tsang C, et al. Stapled hemorrhoidectomy cost and effectiveness. Ransomized, con – trolled trial including incontinence scoring, anorectalmanometry, and endoanal ultrasound assessments at upto three months[J]. Dis Colon Rectum, 2000, 43(12): 1666 – 1675.

[37] Pavlidis T, Papaziogas B, Souparis A, et al MODERNSTAPLEN Longo procedure vs. conventional Milligan – Morgan hemorrhoidctomy: a randomized controlled trial[J]. Int J Colorectal Dis, 2002, 17(1): 50 – 53.

[38] Ebert KH, Meyer HJ. Results two years after staplerhemorrhoidectom versusMilligan –Morgan procedure[J]. Zentralbl Chir, 2002, 127 (1): 9 – 14.

[39] Boccasanta P, Venturi M, Stuto A, et al. Stapled transanal rectal resection for outlet obstruction, a multicentertrial[J]. Dis Colon Rectum, 2004, 47: 1285 – 1297.

[40] Boccasanta P, Venturi M, Salamina G, et al. New trends in the surgical treatment of outlet obstruction: clinical and functional results of two novel transanalstapled techniques from a randomised controlled trial[J]. Int J Colorectal Dis, 2004, 19: 359 – 369.

[41] Dodi G, Pietroletti R, Milito G, et al. Bleeding, incon – tinence, pain

and constipation after STARR transanaldouble stapling rectotomy for obstructed defecation[J]. Dis Colon Rectum,2003,7:148-153.

[42] Pescatori M, Dodi G, Salafia C, et al. Rectovaginalfistula after double-stapled transanal rectotomy (STARR) for obstructed defaecation[J]. Int J Colorectal Dis,2005,20:83-85.

[43] Bassi R, Rademacher J, Savoia R. Rectovaginal fistula after STARR procedure complicated by hematoma ofthe posterior vaginal wall[J]. Tech Coloproctol,2006,10:361-363.

[44] Gagliardi G, Binda GA, Bottini C,et al. Factors pre-dicting outcome after stapled transanal rectal resection(STARR) procedure for obstructed defecation[J]. DisColon Rectum,2006,49:732-733.

[45] Pescatori M,Aigner F. Stapled transanal rectal muco-sectomy ten years after[J]. Tech Coloproctol,2007,16(11):1-6.

[46] Ho YH, Tsang C, Tang CL,et al. Anal sphincter injuries from stapling instruments introduced transanally:randomized controlled study with endoanal ultrasound and anorectal manometry[J]. Dis Colon Rectum, 2000, 43: 169-173.

[47] Ho KS, Ho YH. Prospective randomized trial compa-ring stapled hemorrhoidopexy versus closed Ferguson hemorrhoidectomy[J]. Tech Coloproctol, 2006, 10:193-197.

[48] Jayaraman S, Colquhoun PH, Malthaner RA. Stapled versus conventional surgery for hemorrhoids[J]. Cochrane Database Syst Rev, 2006, 18(4):53-93.

[49] Maw A, Eu KW, Seow Choen F. Retroperitoneal sepsis complicating stapled hemorrhoidectomy:report of a case and review of the literature[J]. Dis Colon Rectum,2002,45:826-828.

[50] Nisar PJ, Acheson AG, Neal K, et al. Stapled hemorrhoidopexy compared with conventional hemorrhoidec-tomy:systematic review of randomized controlled trials[J]. Dis Colon Rectum,2004,47:1837-1845.

[51] 喻德洪,王汉涛. 吻合器痔固定术的地位和前景[J]. 中国中西医结合外科杂志,2005,11(1):12.

[52] 中华医学会肛肠外科学会肛肠外科学组. 痔上黏膜环形切除钉合术

(PPH)暂行规范[J].中华胃肠外科杂志,2005,8(7):8.

[53] 陈哲.PPH 已成除痔手术主流·访意大利著名肛肠科专家郎格博士[C].健康时报,2005,11,17.

[54] 王辉等.PPH 对Ⅲ~Ⅳ度痔病治疗的术后并发症及对策.大肠肛门病外科杂志,2003;9(3):17-19.

[55] 洪楚原等.浅谈痔上黏膜环切术治疗痔病.广东医学,2001,22:1091-1092.

[56] 胡丰良等.四点牵引法在痔 PPH 术中的应用.实用医学杂志,2003;19(7):805.

[57] 痔临床诊治指南(草案)[J].中华胃肠外科杂志,2006,9(5):461-463.

[58] Thompon WHF. The nature of hemorrhoids [J]. Br J Surg,1975;62(7):542-552.

[59] 王业皇.丁泽民学术思想与临证经验研究[M].南京:东南大学出版社,2007.

[60] Arnod S,Antonietti E, Rollinger G,et al. Doppler ultrasound assisted hemorrhoid artery ligation. A new therapy in symptomatic hemorrhoids[J]. Chirurg,2002;73(3):269-273.

[61] Lienert M,Ulrich B. [Doppler - guided ligation of the hemorrhoidal arteries. Report of experiences with 248 patients] [J]. Dtsch Med Wochenschr. 2004;129(17):947-950.

[62] Morinaga K, Hasuda K, Ikeda T. A novel therapy for internal hemorrhoids:ligation of the hemorrhoidal artery with a newly devised instrument (Moricorn) in conjunction with a Doppler flow meter[J]. Am J Gastroenterol, 1995;90:610-613.

[63] Tagariello C,Dalmonte PP, Sarago M. [Doppler - guided transanal haemorrhoidal dearterialisation] [J]. Chir Ital,2004;56(5):693-697.

[64] Attila B, Krisztina M, Peter K, et al. Comparison of early and 1 - year follow - up results of conventional hemorrhoidectomy and hemorrhoid artery ligation: a randomized study[J]. International Journal of Colorectal Disease,2004;3(19):176-180.

[65] 秦澎湃,潭静范,王长顺.多普勒引导痔动脉结扎治疗痔 22 例报告.

结直肠肛门外科,2006;12(1):44-45.

[66] 闻巍,李席如等. 超声引导痔动脉结扎术在痔手术中的应用. 中国肛肠病杂志,2006,26(3):15-16.

[67] 王业皇,王元钊,章阳. 超声多普勒引导下痔动脉结扎术的临床观察. 中国肛肠病杂志,2006,26(5):11-12.

[68] Wilkerson PM, Strbac M, Reece-Smith H, Middleton SB Doppler-guided haemorrhoidal artery ligation: long-term outcome and patient satisfaction. Colorectal Dis, 2009, 11(4): 394-400.

[69] Cantero R; Balibrea JM; Ferrigni C; Sanz M; Garcia Perez JC; Perez R; Luffiego A; Forero RG; Balibrea JL Doppler-guided transanal haemorrhoidal dearterialisation. An alternative treatment for haemorrhoids. Cir Esp, 2008, 83 (5): 252-5.

[70] Infantino A; Bellomo R; Dal Monte PP; Salafia C; Tagariello C; Tonizzo CA; Spazzafumo L; Romano G; Altomare DF Transanal Haemorrhoidal Artery Echodoppler Ligation and anopexy (THD) is effective for II and III degree haemorrhoids: a prospective multicentric study. Colorectal Dis, 2009, Apr 15.

[71] Walega P; Krokowicz P; Romaniszyn M; Kenig J; Salowka J; Nowakowski M; Herman RM; Nowak W Doppler Guided Haemorrhoidal Arterial Ligation with recto-anal-repair (RAR) for the treatment of advanced haemorrhoidal disease. Colorectal Dis, 2009, Aug 8.

[72] Attila B, Krisztina M, Peter K. Comparison of early and 1-year follow-up results of conventional hemorrhoidectomy and hemorrhoid artery ligation: a randomized study[J]. Int J Colorectal Dis, 2004, 3(19): 176-180.

[73] Sun WM, Read NW, Shorthouse AJ, et al. Hypertensive anal cushions as a cause of the high anal canal pressures in patients with haemorrhoids [J]. Br J Surg, 1990, 77: 458-462.

[74] Sun WM, Peck RJ, Shorthouse AJ, Read NW, et al. Haemorrhoids are associated not with hypertrophy of the internal anal sphincter, but with hypertension of the anal cushions[J]. Br J Surg, 1992, 79: 592-594.

[75] 任东林. DGHAL治疗痔病的理论基础[J]. 结直肠肛门外科,2009, 15(5):362-364.

[76] Alexander-Williams J. The nature of Piles [J]. Br Med J, 1998, 285:

1137.

[77] BaylessTM. Current therapy in gastroenterology and liver disease[J]. London:Mosby Co,1990.34.

[78] Walega P;Scheyer M;Kenig J;Herman RM;Arnold S;Nowak M;Cegielny T. Two-center experience in the treatment of hemorrhoidal disease using Doppler-guided hemorrhoidal artery ligation:functional results after 1-year follow-up[J]. Surgical endoscopy. 2008;22(11):2379-83.

[79] Walega P,Krokowicz P. Doppler Guided Haemorrhoidal Arterial Ligation with recto-anal-repair (RAR) for the treatment of advanced haemorrhoidal disease[J]. Colorectal Dis. 2009 Aug 8;1463-1318.

[80] 黄乃建.中国肛肠病学[M].山东科学技术出版社,1996.

[81] 李雨农.中华肛肠病学.科学技术文献出版社重庆分社,1990.

[82] 李维礼.微波电疗实用理疗学(第2版).北京:人民卫生出版社,1996.

[83] 李国庆.微波组织凝固在外科的应用和研究.国外医学·外科学分册,1988:1:9.

[84] 金护申,陈龙,张延龄.微波和YAG激光治疗痔的对比观察.中华理疗杂志,1992,15:90.

[85] Alexander-Williams J. The management of piles. Br Med J,1982,288:1137.

[86] Maeleod JH. Radional approaehto treatment of hermorroids base dona theory of etiology. Are h Surg,1983,118:29.

[87] 金护申,陈龙,张延龄.Nd:YAG激光治疗内痔和混合痔(附251例报告).激光医疗,1991,z:12.

[88] Letter:What are haemorrhoids? Thomson H[J]. Br Med J. 1975,27;4(5999):757.

[89] 孟荣贵,金黑鹰.痔及痔病的概述及治疗原则[J].临床外科杂志,2001,9(4):201-202.

[90] 吴一武,郑梅兰.应用微波和置镍钛合金支架经胆道镜治疗恶性胆管狭窄1例[J].中国现代医学杂志,1999,9(12):77.

[91] 田泽香.肛肠病的诊断与治疗[M].沈阳:辽宁民族出版社,2000:475.

[92] 黄水旺. 激光、微波治疗的暗损伤[J]. 实用医技杂志,2004,11(12):2708.

[93] 杨新庆,刘学东,卢声琦. 痔的现代概念及诊治现状[J]. 中国医学论坛报,2000,12(7):7.

[94] 杨新庆. 痔的外科治疗进展[J]. 中国现代手术学杂志,2003,7(3):169-171.

[95] R. 梅尔扎克,P. D. 沃尔著. 王兆麟,秦潮,何量译. 疼痛的挑战[M]. 西安:陕西科学技术出版社,1990.

[96] 林世寅,李瑞英. 现代肿瘤热疗学[M]. 北京:学苑出版社,1996.

[97] 李继华,郭燕梅,郑岚. 桂参止痛合剂在微波组织间加热治疗痔疮中的镇痛效用研究[J]. 中国康复理论与实践,2003,9(11):692-693.

[98] 陈景藻. 现代物理治疗学[M]. 北京:人民军医出版社,2001.

[99] 赵彼得主编. 临床电疗与光疗[M]. 北京:人民军医出版社,1992.

[100] 黄乃建. 中国肛肠病学[M]. 山东科学技术出版社,1996.

[101] 李雨农. 中华肛肠病学[M]. 科学技术文献出版社重庆分社,1990.

[102] HisaoOka, OkaH., ItoY.. Systematic search forsuitable two-phase solvent system for high-speed counter-current chroma-tography[J]. J. Chromatography, 1991, 538(1):99-108.

[103] 潘如斌. 成型泥罨剂[J]. 药学通报,1983,18(11):693.

[104] 汪小根,邹玉繁. 均匀设计法筛选广藿香有效部位巴布剂的基质处方[J]. 中国中药杂志,2008,33(6):638-641.

[105] 许可,许沛虎. 应用均匀设计筛选香莫巴布剂基质配比[J]. 中药材,2008,31(5):748-750.

[106] 赵田,周雪琴. 黄芩苷巴布剂的制备研究[J]. 中草药,2007,38(11):1651-1654.

[107] 刘淑芝,费虹,汤亚池,等. 中药巴布剂制备工艺的实验研究[J]. 中国实验方剂学杂志,2001,7(3):9-11.

[108] 庄桂霞,袁学勤,胥云. 颈舒巴布剂制备工艺的研究[J]. 中医外治杂志,2004,13(13):6.

[109] 李海鹰,杨文智. 摩风巴布剂制备工艺研究[J]. 西北药学杂志,2007,22(4):185.

[110] Norlen L, Englom J. Structure related aspects on water Diffusivity

of fatty - acidsoap and skin lipid model systems[J]. J Control Re - lease,2000,63(1 -2):213.

[111] 寿旦,孙静芸.化瘀巴布膏体外透皮吸收研究[J].中草药,2003,34(3):220.

[112] 林桂涛.乳康巴布膏体外透皮吸收研究[J].中国实验方剂学杂志,2007,13(3):16 -18.

[113] 毛林燕,高家鉴.咳喘巴布膏的体外透皮实验研究[J].中国现代应用药学杂志,2004,21,(3):249.

[114] Michniak B B, playerM R, Godwin D A, et al. Skin permeation kinetics of progesterone by binary mixtures of polyethylene glycolethers and isopropyr palmitate[J]. Pharm Res,1995,13(9):286.

[115] 王晖,许卫铭.薄荷醇及其二组分系统对5-氟尿嘧啶经皮渗透和贮库效应的影响[J].中国临床药理学与治疗学,2003,8(4):422.

[116] 张玉娥,于萍,欧阳艳华,等.分光光度法测定双黄少腹贴中盐酸小檗碱的含量[J].中成药,2003,25(5):427.

[117] 刘东文,陈淑映.巴布剂渭良伤科贴膏的质量标准研究[J].中药材,2008,31(6):923 -925.

[118] 林桂涛,马承严,赵峻岭.麝香通痹巴布膏质量标准研究[J].中成药,2004,26(2):100.

[119] 张华,牛欣,翟志光.那如-3巴布剂毒理学研究[J].中国中医药现代远程教育,2006,4(12):12.

[120] 周晖,土尔凯.α细辛脑巴布剂在家兔体内药动学研究[J].中国药学研究 2007,3,42(3):213 - 215.

[121] 高宝刚.缝扎悬吊疗法治疗内痔16例报告[J].大肠肛门病外科杂志,2001,7(3):39.

[122] 杨新庆.吻合器痔上黏膜钉合术学术研讨会纪要.中华外科杂志,2002,40(10):795 -796.

[123] 王辉等.PPH对Ⅲ～Ⅳ度痔病治疗的术后并发症及对策.大肠肛门病外科杂志,2003,9(3):17 - 19.

[124] 洪楚原等.浅谈痔上黏膜环切术治疗痔病.广东医学,2001,22:1091～1092.

[125] 胡丰良等.四点牵引法在痔PPH术中的应用.实用医学杂志,2003,

19(7):805.

[126] Gravié JF, Lehur PA, Huten N, Papillon M, Fantoli M, Descottes B, Pessaux P, Arnaud JP. Stapled hemorrhoidopexy versus milligan–morgan hemorrhoidectomy: a prospective, randomized, multicenter trial with 2–year postoperative follow up. Ann Surg. 2005 Jul;242(1):29–35.

[127] Nunoo–Mensah JW, Kaiser AM. Stapled hemorrhoidectomy. Am J Surg. 2005 Jul;190(1):127–130.

[128] Arnod S, Antonietti E, Rollinger G, etal. Doppler ultrasound assisted hemorrhoid artery ligation. A new therapy in symptomatic hemorrhoids[J]. Chirurg,2002;73(3):269–273.

[129] Bursics A, Morvay K, Kupcsulik P, Flautner L. Comparison of early and 1–year follow–up results of conventional hemorrhoidectomy and hemorrhoid artery ligation: a randomized study. Int J Colorectal Dis. 2004 Mar;19(2):176–180.

[130] 王业皇. 多普勒超声引导下痔动脉结扎术临床疗效观察. 中国肛肠病杂志，2006,26(5):11–12.

[131] Hetzer FH, Wildi S, Demartines N. New modalities and concepts in the treatment of hemorrhoids. Schweiz Rundsch Med Prax. 2003 Sep 17;92(38):1579–1583.

[132] Uba AF, Obekpa PO, Ardill W. Open versus closed haemorrhoidectomy. Niger Postgrad Med J. 2004 Jun;11(2):79–83.

[133] O'Regan PJ. Disposable device and a minimally invasive technique for rubber band ligation of hemorrhoids. Dis Colon Rectum. 1999 May;42(5):683–685.